Kräuter und Aromapflanzen

Jean-Claude Lamontagne

Kräuter und Aromapflanzen

Richtig auswählen, gestalten und pflegen

Aus dem Französischen
übersetzt von Coralie Wink

GONDROM

Titel der Originalausgabe: *Les plantes aromatiques*

Redaktion: Corinna Hoch, Patrick Grootveldt
Fachlektorat: Christine Weidenweber
Covergestaltung: Christine Retz
Titelbild: Roland Krieg/Stockfood
Satz: Ramona Kolb

Fotos: Jean-Claude Lamontagne
Zeichnungen: Joël Bordier

ISBN-10: 3-8112-2746-7
ISBN-13: 978-3-8112-2746-0

021

5 4 3 2 1

www.gondrom-verlag.de

Inhalt

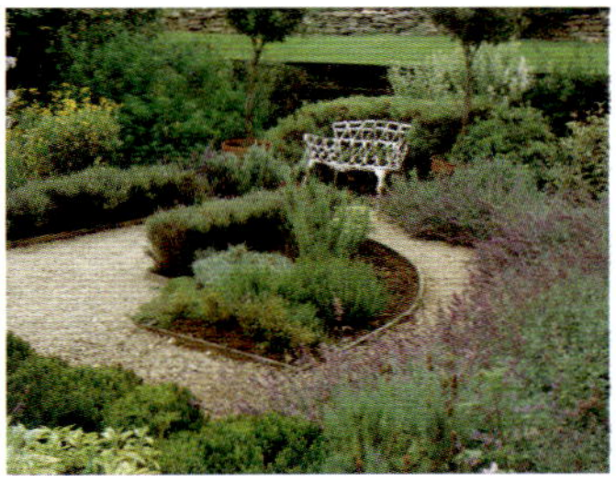

Einleitung

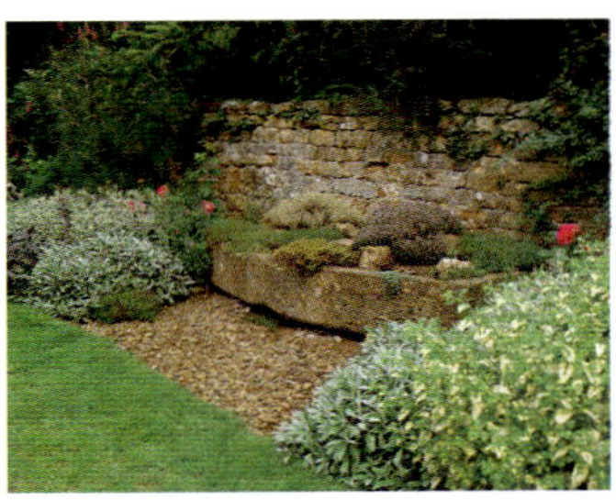

Die Arten

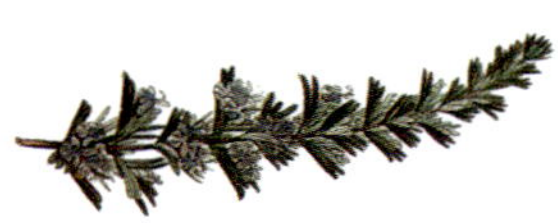

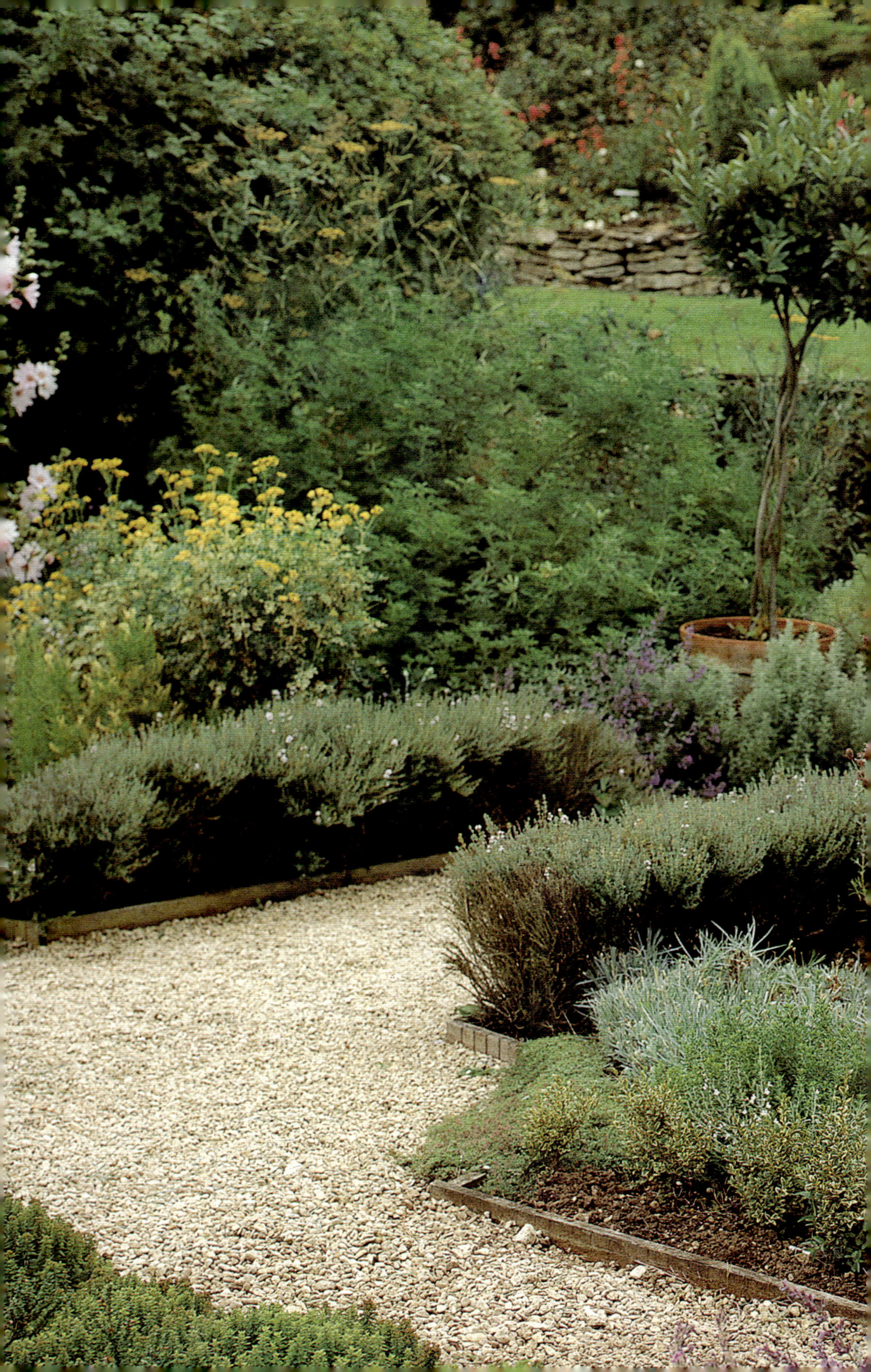

Einleitung

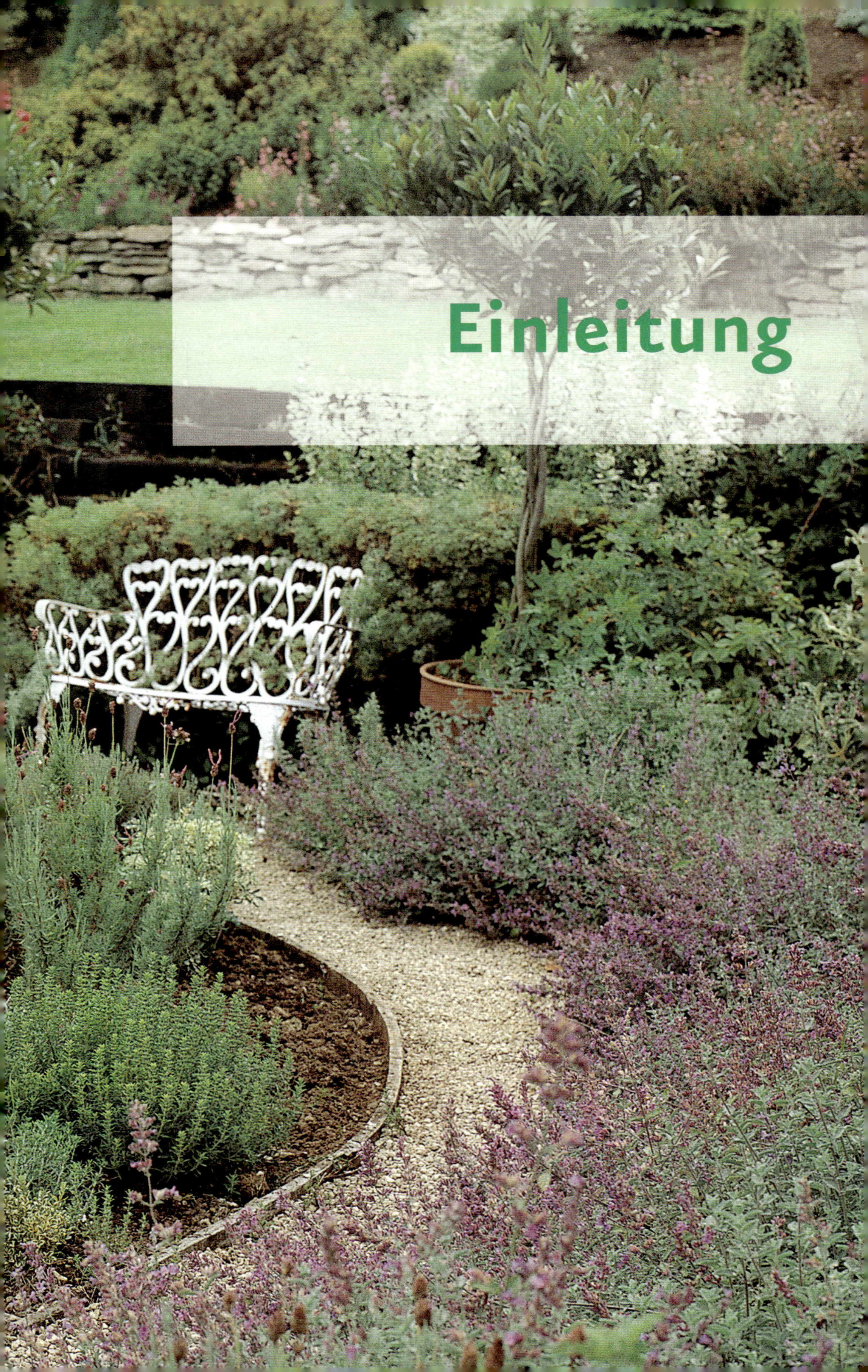

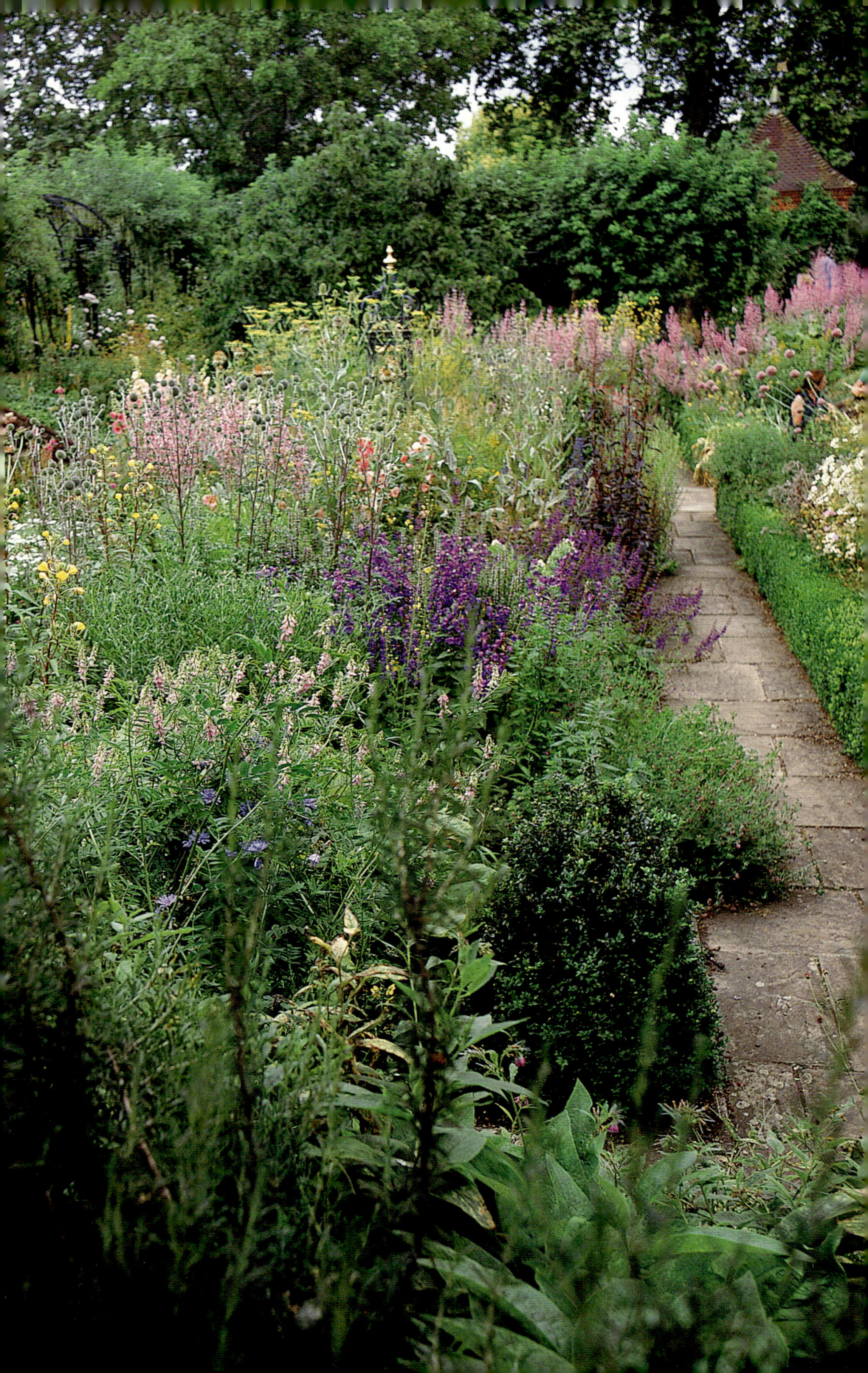

Kleine Geschichte der Kräuter und Aromapflanzen

Kräuter und Gewürze bereichern früher wie heute durch ihre zahlreichen, köstlichen Aromen Speisen und Gerichte und sind gleichzeitig oft wichtige Heilpflanzen. Sie lassen sich leicht anbauen und sammeln, und viele Kulturen schrieben ihnen ein göttliches Wesen zu.

Die ersten Spuren der Gewürzkräuter

Bereits im ägyptischen „Papyrus Ebers", einem 20 m langen Arzneibuch aus dem Jahr 1550 vor Christus, das 1873 entdeckt wurde, sind zahlreiche Heilkräuter aufgeführt. Neben zu dieser Zeit üblichen medizinischen und chirurgischen Behandlungen werden detaillierte Angaben zu mehr als 800 Arzneimittel gemacht, wie Anis, Kreuzkümmel, Koriander, Fenchel, Kardamom, Knoblauch, Thymian, Sesam, Safran, Senf und sogar Schlafmohnsamen.

Die Ägypter nutzten all diese Pflanzen medizinisch, aber auch zur Herstellung von Kosmetika, Parfüms und ätherischen Ölen, zum Einbalsamieren und natürlich in der Küche. Die Gewürzkräuter waren so begehrt, dass Königin Hatschepsut (um 1490 bis 1458 vor Christus) den Nil von Flößen aus erkunden ließ, die auf der Suche nach Heilpflanzen hunderte von Kilometern zurücklegten.

Kräuter in der chinesischen Medizin

Angeblich testete der Kaiser Shennong (etwa 2800 vor Christus) zahlreiche Pflanzen an sich selbst. Die daraus gewonnenen Erkenntnisse bildeten die Grundlagen der berühmten Traditionellen Chinesischen Medizin (TCM). Zubereitungen und Rezepte, die auch unserer heutigen Ernährung zugrunde liegen, wurden durch seine Beobachtungen nachhaltig beeinflusst. Die chinesischen Arzneibücher, die weitgehend zwischen dem 3. Jahrhundert vor und dem 7. Jahrhundert nach Christus verfasst wurden, sind stark von der taoistischen Philosophie beeinflusst. Die Grundregeln der Akupunktur, der Massage und der Diätetik, ja sogar der kulinarischen Verwendung etlicher Gewürze, beruhen teilweise noch heute auf diesen Studien.

◀ Sommerliches Farbenspiel im Kräutergarten von Kew Gardens in London

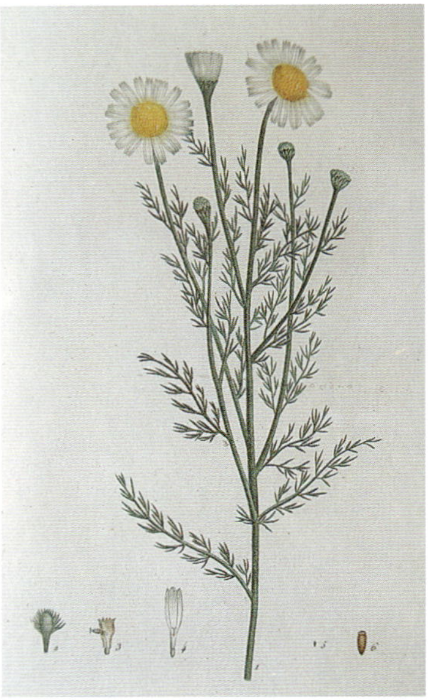

▲ Bereits unsere Großmütter kannten die heilende Wirkung von Kamillentee.

Die Pflanzen der Götter

Die Inder gründen ihr Wissen auf die Veden, mündliche Überlieferungen, die von den Göttern vor über 10 000 Jahren vor Christus inspiriert wurden. In den Veden werden gut 1 000 Pflanzen erwähnt, von denen über 500 noch heute genutzt werden.

Die griechische Mythologie ist sehr reich an Anekdoten, in denen vor allem duftende Aromapflanzen eine wichtige Rolle spielen: So wuchs Thymian angeblich an der Stelle, wo die Tränen der schönen Helena auf den Boden gefallen waren, und Prinz Amarakos nahm die Gestalt von duftendem Majoran an. Daphne verwandelte sich in den Lorbeerbaum des Apoll und Mintha in eine Minze, um nur die berühmtesten Nymphen zu nennen, die zu Pflanzen wurden, um sich den Annäherungsversuchen der Götter zu entziehen. Das erste wirklich ernsthafte Arzneimittellehrbuch, in dem vor allem die medizinische Wirkung von Kräutern und Gewürzpflanzen beschrieben wird, verfasste der große griechische Mediziner Dioskurides.

Die Römer setzten diese Forschungen fort, die später von den Arabern intensiv weiterentwickelt wurden: Durch den Ost-West-Handel zu Wasser und zu Lande führten sie im Lauf der Jahrhunderte zahlreiche neue Gewürze und Heilpflanzen aus fernen Ländern ein. Nach und nach fand die Welt der Kräuter ihren Weg in die Küche der Reichen.

Gewürze in der Küche

Im Mittelalter wurden Kräuter und Würzzubereitungen bereits in der Küche verwendet. Zu dieser Zeit entstanden wohl auch traditionelle Kombinationen wie Dicke Bohnen mit Sal-

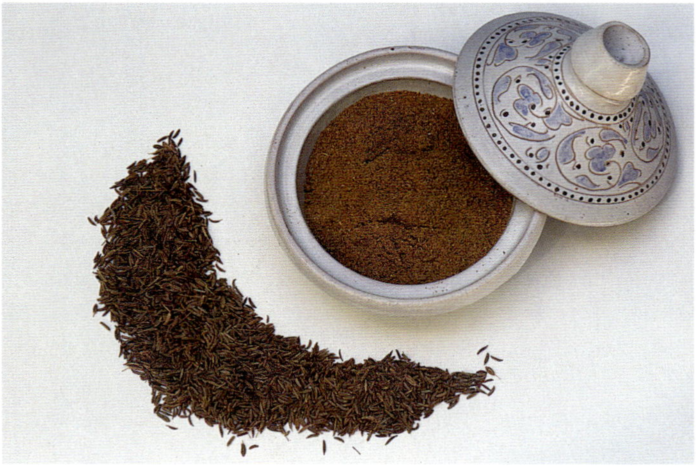

▶ Kreuzkümmel stammt aus heißen südlichen Ländern; er ist für die nordafrikanische und indische Küche typisch.

▶ Schmale Wege erleichtern die Ernte im Kräuterbeet. Im Vordergrund Bohnenkraut, Echter Salbei, Rosmarin und Schnittlauch; hinten Zitronenmelisse und Eberraute

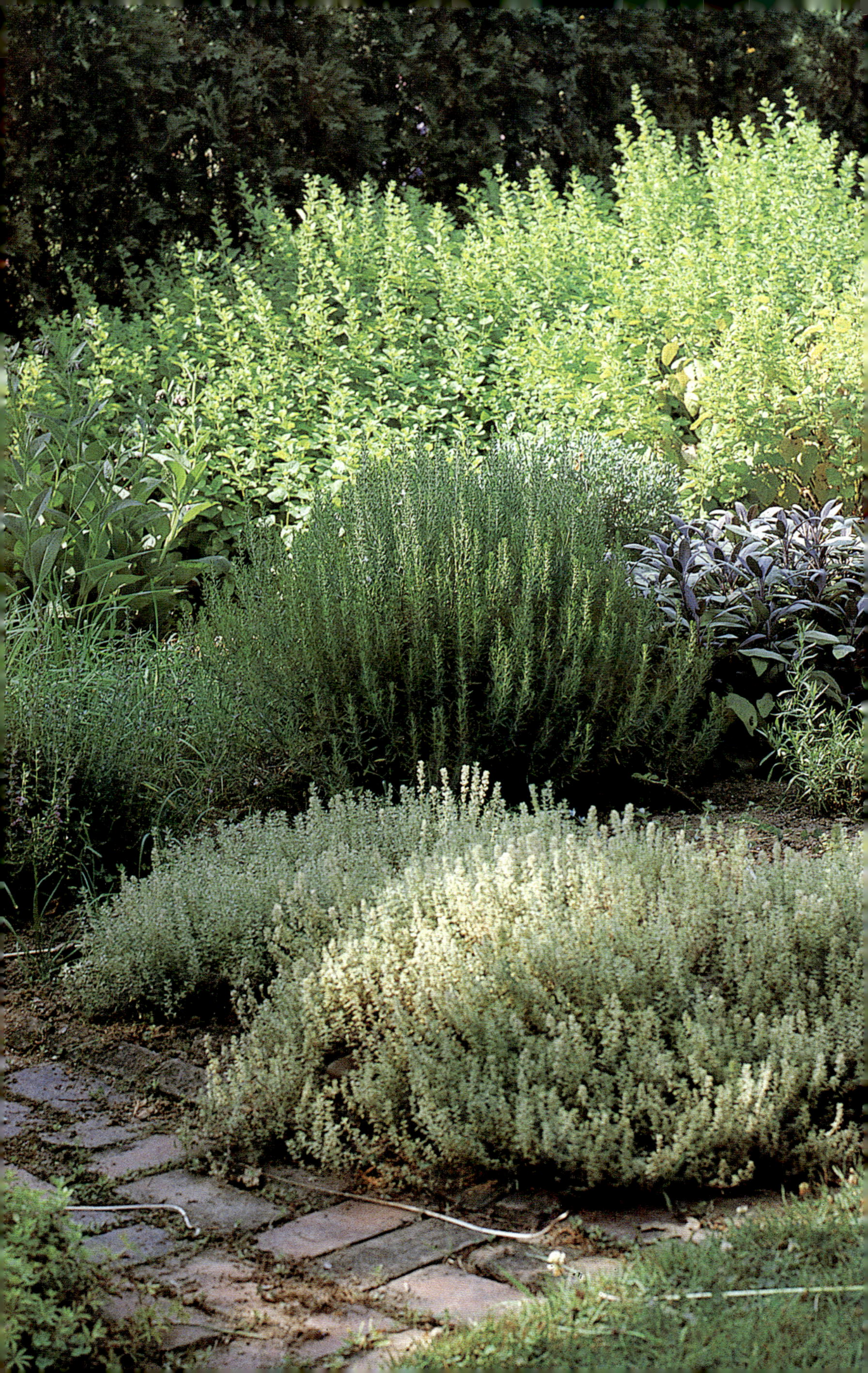

Eine Mischung aus bestimmten Pflanzen, darunter Fenchel und Majoran, die in der Johannisnacht vor der Morgendämmerung gepflückt wurden, galt als „Tändeleipulver“. Pustete man es auf ein junges Mädchen, so zwang man dieses angeblich dazu, später leicht bekleidet zu tanzen!

bei oder Bohnenkraut und das so genannte Bouquet garni aus Lorbeer, Petersilie und Thymian kam in Gebrauch. Diese „einfachen“ Heilmittel (Simplicia, zur Unterscheidung von den „zusammengesetzten“ Arzneimitteln, die vom Apotheker zubereitet wurden) baute man in den Kräutergärten der Klöster oder in kleinen Umfriedungen in Küchennähe an.

Ab dem 17. Jahrhundert veränderten sich Koch- und Essgewohnheiten: Während die Gewürze zuvor ziemlich wahllos verwendet wurden, entdeckte man nun die klassischen Gartenkräuter, mit denen leichte Brühen, Salate und Saucen verfeinert wurden. Die großen Köche dieser Zeit machten die Verwendung der Kräuter populär.

Mit der Entwicklung der Nouvelle Cuisine wurden später Kräuter, die in der Küche häufig zum Einsatz kamen, neu gewürdigt. Frische Zutaten, echte Aromen und diätetische Prinzipien sind die Schlagworte dieser modernen Küche.

Durch Entdeckungsreisen und Eroberungen wurden im Lauf der Jahrhunderte etliche neue Nahrungsmittel (Tomaten, Bohnen, Mais und Kartoffeln) bei uns eingeführt. Aber auch Küchen- und Heilkräuter aus dem Mittelmeerraum und Vorderasien haben die Küchen der Welt erobert.

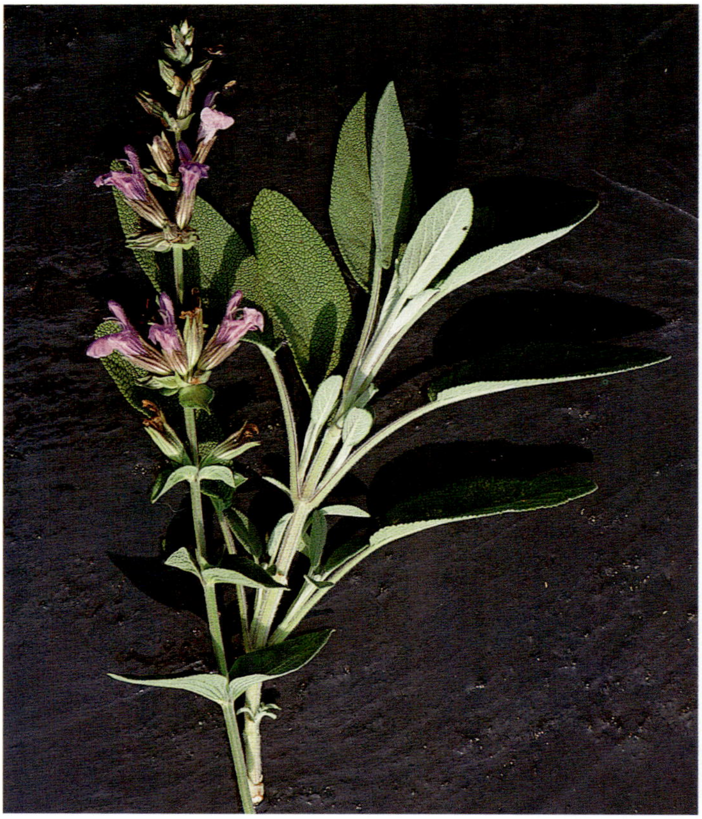

▶ Echter Salbei mit seinen samtigen Blättern ist nicht nur ein köstliches Gewürz, sondern auch ein Blickfang im Garten.

▶ Rechte Seite: Kräuterparadies auf zwei Quadratmetern: Der Schopflavendel 'Pedunculata' im Topf – umgeben von schachbrettförmig gepflanzter Kamille. Aus der Buchsbaumhecke sprießen Echter Lavendel, Dill, Currystrauch und Echter Salbei.

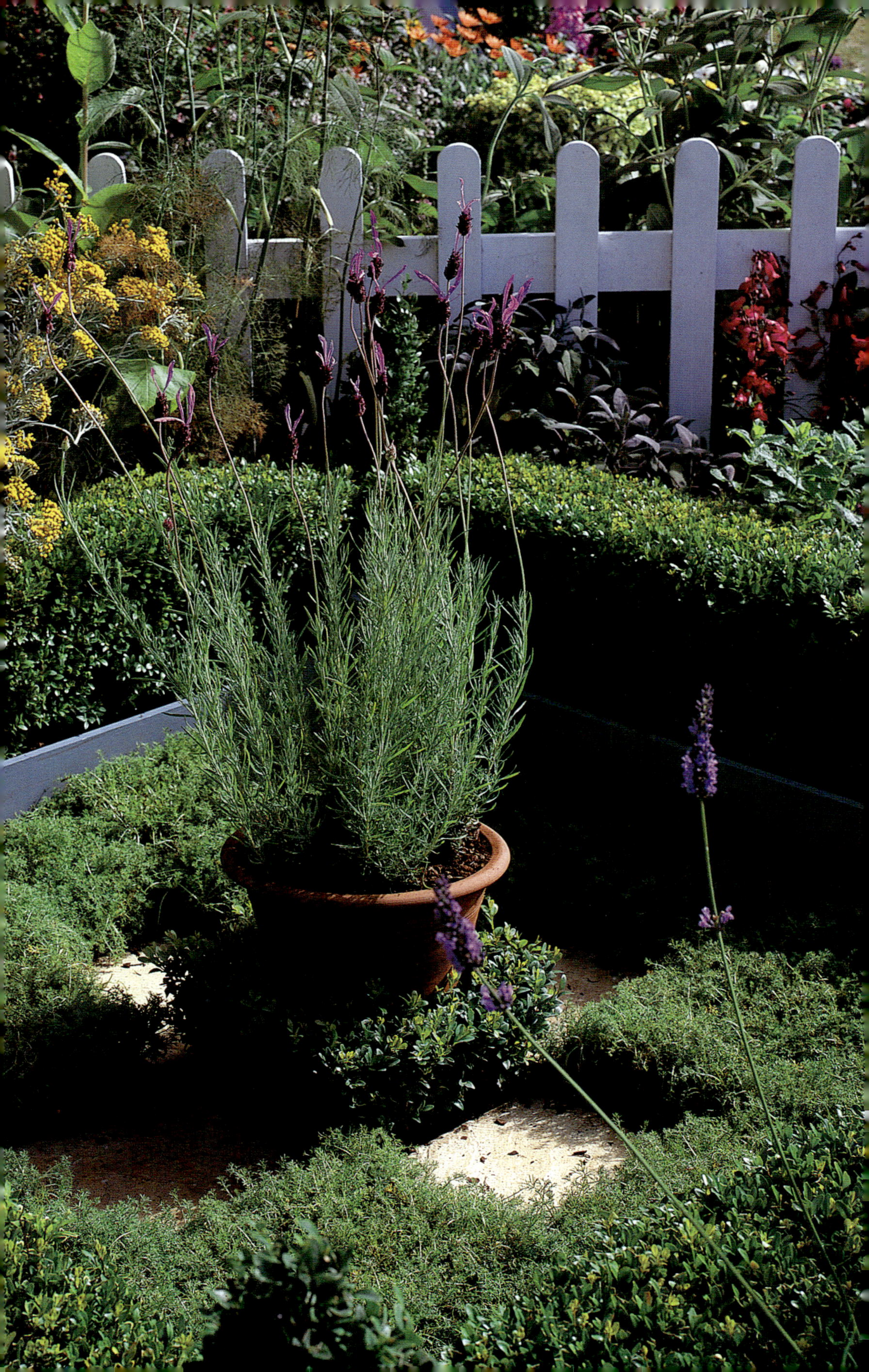

Kräuter – vielfältig einzusetzen

Gewürzkräuter und Heilpflanzen sind in den verschiedensten Gartenbereichen wie Steingarten, Staudenbeeten oder sogar Strauchpflanzungen und Hecken zu finden.

Kriechende Pflanzen

- Zwergformen der Schafgarbe (Achillea nana): Die Zwerg-Schafgarbe gibt es mit rosafarbenen, weißen, gelben oder purpurroten Blüten im Sommer.
- Römische Kamille *(Chamaemelum nobile)*: ein moosähnlicher, intensiv grüner Teppich mit kleinen „Margeritenblüten“
- Edel-Gamander *(Teucrium chamaedrys)*: mit ausdauerndem, dunkelgrünem Laub und rötlichen Blüten
- Niederliegendes Mastkraut *(Sagina procumbens)*: für frische Böden; ein niedriger Teppich, büscheliger Pflanzen
- Echter Safran *(Crocus sativus)*: Krokuszwiebeln mit lilarosafarbenen Blüten im Herbst
- Graues Heiligenkraut *(Santolina chamaecyparissus)*: mit grauem Laub und leuchtend gelben Blütenköpfen

▼ Eine Sinfonie in Grün mit Zitronenmelisse, goldenem Oregano, grauer Eberraute, grüner Minze und bronzefarbenem Fenchel.

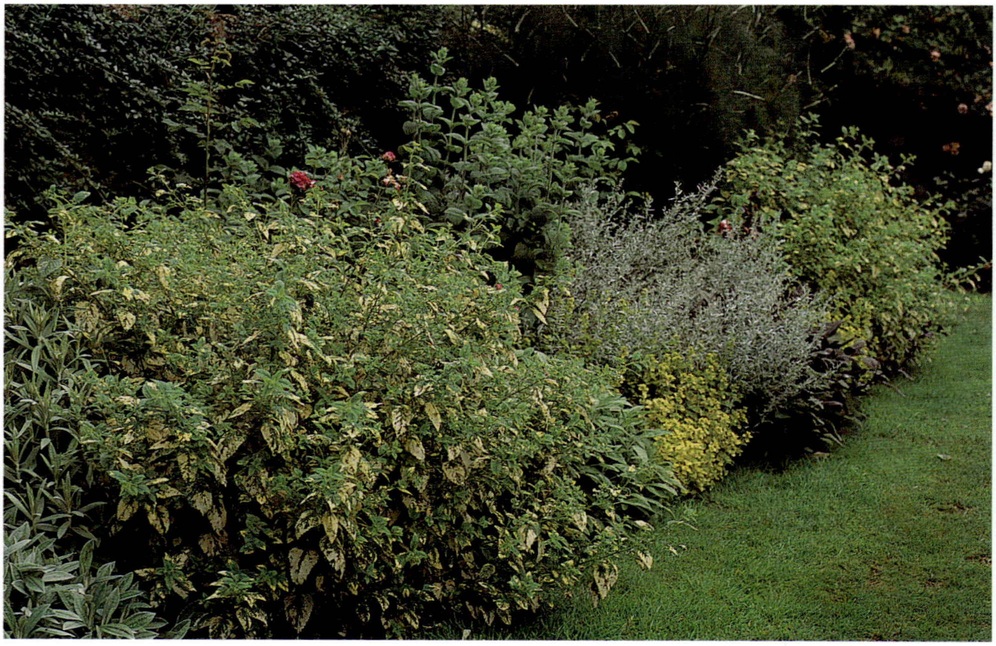

• Mutterkraut *(Tanacetum parthenium* 'Golden Moss'*)*: zwergwüchsig und mit goldfarbenem Laub
• Thymian *(Thymus subsp.)*: mit rot blühenden Sorten wie *Thymus serpyllum* 'Coccineus' erzielen Sie eine spektakuläre Wirkung
• Duftveilchen *(Viola odorata)*: an halbschattigen Standorten; im zeitigen Frühjahr weiße, lila- oder rosafarbene und violette Blüten

Pflanzen mit starkem Duft

Meistens reicht das flüchtige Berühren oder Reiben der Blätter aus, um von kräftigen oder zarten Düften, subtilen und berauschenden Aromen eingehüllt zu sein.

• Eberraute *(Artemisia abrotanum)*: mit grauem, stark geschlitztem Laub, das man früher gegen Motten verwendete
• Großblütige Bergminze *(Calamintha grandiflora)*: Mentholaroma; fühlt sich auch neben Nadelbäumen wohl
• Currystrauch *(Helichrysum italicum)*: sehr hitzebeständige Pflanze mit ausdauernden grauen Blättern, die beim Zerreiben nach Curry riechen.
• Duftpelargonien *(Pelargonium graveolens)*: Sie duften nach Minze, nach Apfel oder Schokolade, nach Rosen oder Ananas.
• Zitronenmelisse *(Melissa officinalis)*: grünes oder golden geschecktes Laub mit Zitronengeruch
• Balsamkraut *(Tanacetum balsamita)*: Geruch und Geschmack wie Pfefferminzkaugummi

▼ Blumen und Kräuter kommen gut miteinander aus. Thymian und Römische Kamille bilden einen Teppich, aus dem sich Zwergiris, Borretsch, Ringelblumen und Katzenminze erheben.

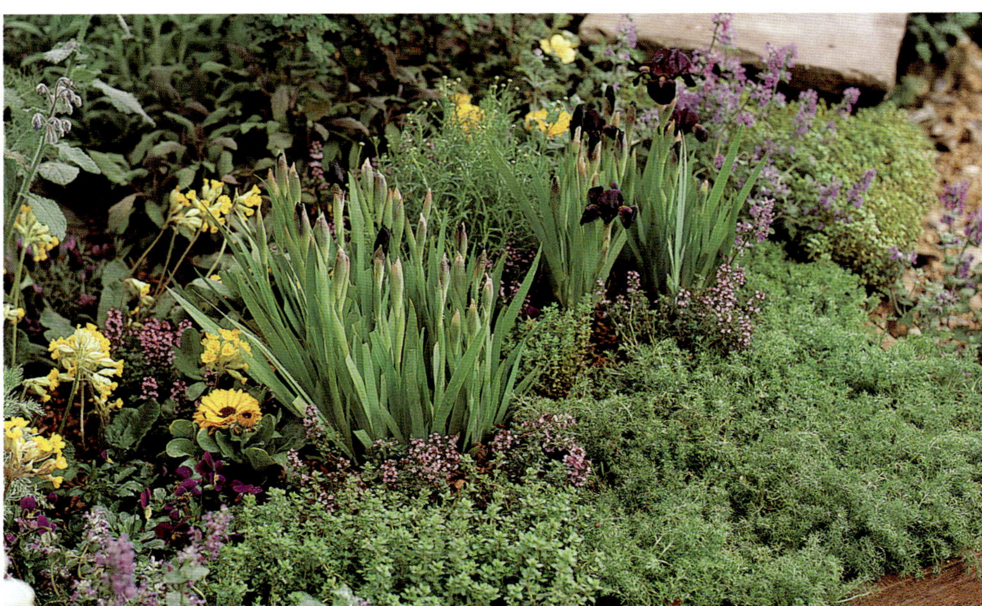

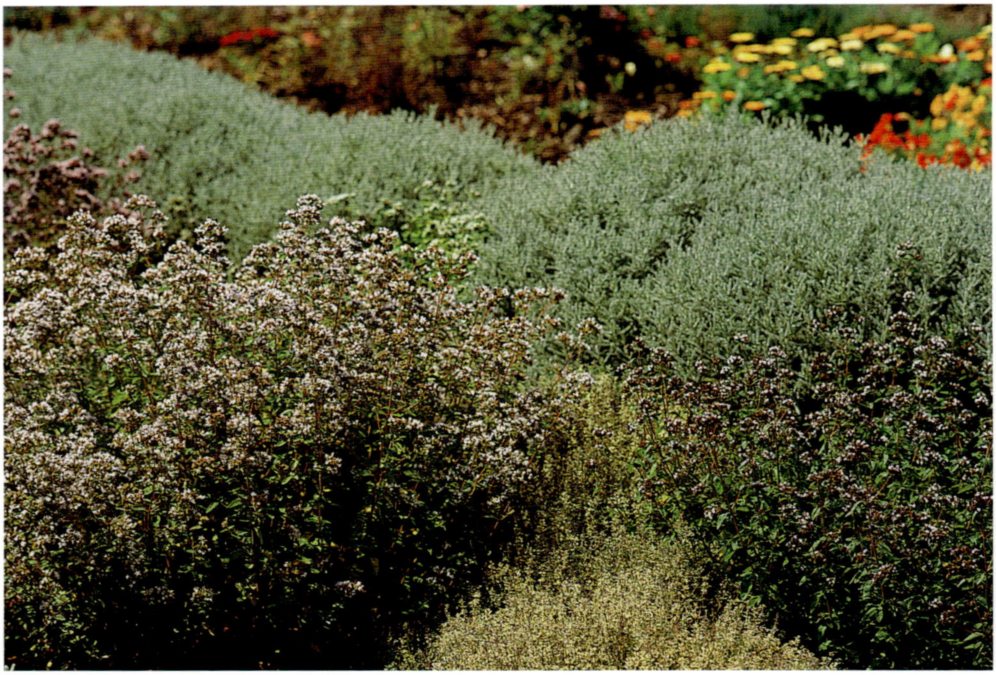

▲ Rosa Oreganoblüten vor einem gewellten Hintergrund aus grauem Heiligenkraut. Benötigt volle Sonne!

• Patschuli *(Pogostemon cablin)*: Muss vor dem ersten Frost ins Haus gebracht werden.
• Graues Heiligenkraut *(Santolina chamaecyparissus)*: besonders nach einem heißen Tag ein Wohlgeruch
• Thymian *(Thymus subsp.)*: Niedrige Sorten zwischen Pflastersteinen sind echte Trittpflanzen. Beim Darüberlaufen können sich alle Aromen entwickeln.

Pflanzen zum Anlocken von Schmetterlingen

Jeder kennt den Schmetterlingsstrauch *(Buddleja)* mit seiner Anziehungskraft für Insekten, doch wenn Sie in seiner Nähe folgende Arten pflanzen, werden noch mehr geflügelte Schönheiten um ihn herumflattern. Bedenken Sie aber, dass viele Schmetterlinge zunächst „gefräßige" Raupen sind und überlassen Sie ihnen eine wilde Gartenecke, über die sie sich „hermachen" können.

• Seidenpflanze *(Asclepias tuberosa* und *A. syriaca)*: Zwei robuste Stauden, die Schmetterlinge und auch Bienen anlocken.
• Wasserdost *(Eupatorium subsp.)*: Blütenstände aus purpurfarbenen oder weißen Blüten
• Katzenminze *(Nepeta-Arten)*: Bringt im Lauf des Sommers eine blauviolette Note in den Garten.
• Indianernessel *(Monarda didyma)*: weiß, rot und rosafarben, mit langer Blütezeit.

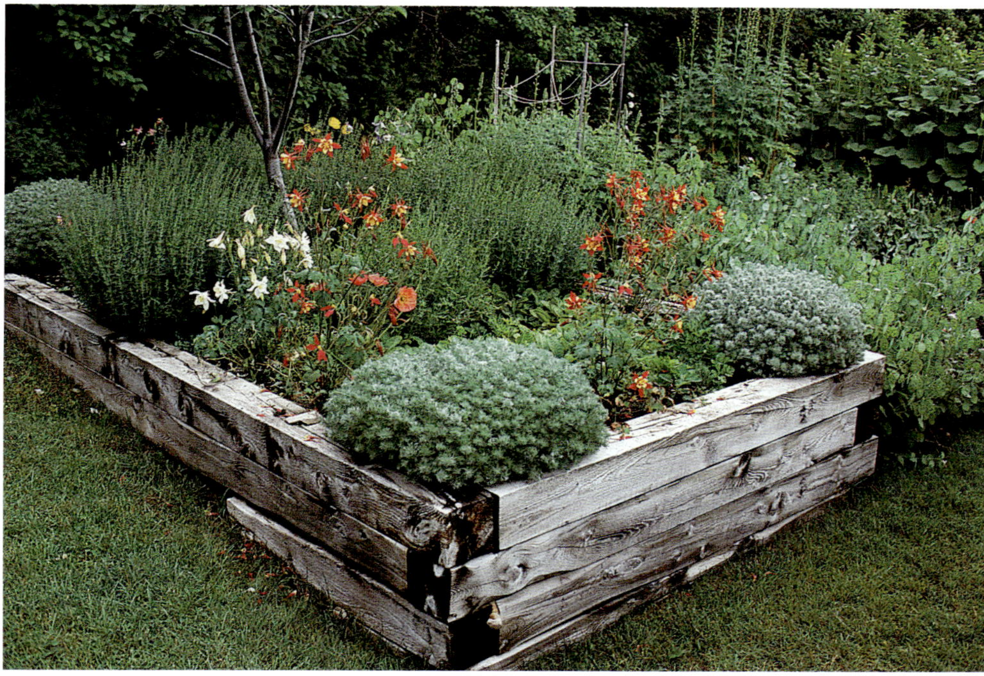

▲ Niveauausgleich durch ein Hochbeet aus Holz. Zwischen den Kräutern (Ysop, Eberraute) bringen Akeleipflanzen Farbtupfer ins Bild.

Echte Kräuter und Gewürzpflanzen, die von Bienen und anderen Nektarsammlern stark besucht werden, sind Ysop, Oregano, Kamille, Borretsch, Dill, Lavendel, Thymian und Rosmarin. Auch Schmetterlinge finden in Pfützen unverzichtbare Mineralstoffe. Deshalb sollte man eine Untertasse mit Wasser aufstellen und abgeerntete Beete bewässern.

Reiche Ernte

Es spielt keine Rolle, ob die Kräuter einzeln angepflanzt oder aber inmitten von Gemüse angebaut werden; sie ziehen in jedem Fall Nektar sammelnde Insekten an, die anschließend die Blüten von Gemüsepflanzen und Obstbäumen bestäuben. Daher wird nicht nur der Obstertrag ansteigen, wie bei Erdbeeren, Kirschen, Pflaumen, Brombeeren, sondern auch die Ernte bei Bohnen, Tomaten, Zucchini, Auberginen und Gurken.

■ Für das Frühjahr (Obstbäume)

Rosmarin (die ersten Blüten), Borretsch, Lorbeer, Beinwell *(Symphytum)*, Veilchen, Gamander, Echte Kamille.

■ Für den Sommer (Gemüse)

Dill, Bohnenkraut, Basilikum, Ysop, Salbei, Minze, Fenchel, Zitronenmelisse, Thymian, Heiligenkraut, Lavendel, Katzenminze, Indianernessel, Liebstöckel, Mutterkraut, Kapuzinerkresse, Sonnenblume.

Das Jahr im Kräutergarten

Januar	Pflanzung nur in sehr mildem Klima möglich. Bodenvorbereitung für Aussaat oder Auspflanzen.
Februar	Bestellung von Sämereien und Jungpflanzen. Erste Saaten unter Glas und Pflanzbeginn nach Ende der strengen Fröste.
März	In mildem Klima können alle Kräuter (Sträucher und Stauden) gepflanzt und Einjährige ausgesät werden. Ältere Pflanzen werden zurückgeschnitten, Totholz, vertrocknete und im Winter vergilbte Blätter entfernt. Stauden werden vor dem Wachstumsbeginn geteilt.
April	Einjährige werden unter Glas oder im Freiland gesät, wenn der Boden genügend erwärmt ist. Neu gepflanzte Stauden oder Sträucher müssen kontrolliert werden. Austreibende Zweige werden eingekürzt, um die Verzweigung zu fördern.
Mai	Die kälteempfindlichsten Arten wie Basilikum werden gesät bzw. gepflanzt. Pflücken oder schneiden Sie Triebe für den Eigenbedarf und entfernen Sie so viele Blütenknospen wie möglich.
Juni	Hacken Sie zwischen den Reihen und Pflanzgruppen. Bewässern Sie in Trockenperioden. Kräuterernte zum Einfrieren oder Trocknen. Nehmen Sie Stecklinge von Sträuchern. Die Hecken werden vor dem Verholzen der Triebe geschnitten (Rosmarin, Lorbeer, Weinraute etc.).
Juli	Pflanzen, die bereits abgeerntet wurden, erhalten etwas Dünger. Neutriebe werden regelmäßig eingekürzt; Fortsetzung der Kräuterernte für die Vorratshaltung.
August	Bewässern der durstigsten Pflanzen (Minzen, „Fines Herbes", Sauerampfer etc.). Fortsetzung der Kräuterernte. Nehmen Sie Stecklinge von verholzten Trieben. Töpfe werden vor Sonnenhitze geschützt aufgestellt (Gefahr der Wurzelüberhitzung).
September	Letzte Ernten für die Vorratshaltung. Abgeblühte Triebe und Blüten werden entfernt. Regelmäßiges Hacken hält die Pflanzflächen unkrautfrei. Stecklinge müssen kontrolliert werden (Bodenfeuchtigkeit!).
Oktober	Jetzt werden Stauden geteilt („Fines Herbes", Estragon, Borretsch etc.). Töpfe mit kälteempfindlichen Arten (Basilikum, Zitronenstrauch etc.) werden hereingebracht und wachsen im Schutz von Gewächshaus oder Wintergarten weiter.
November	Die Pflanzen werden vor dem Winter ausgeputzt; in rauem Klima schützen Sie die empfindlichsten mit Herbstlaub, Stroh oder Rindenmulch.
Dezember	Zeit für die Planung des nächsten Jahres. Schnee nicht entfernen, da er ausgezeichnet gegen Kälte isoliert. Bei schönem Wetter können immer Holzpflanzen oder Stauden gepflanzt werden.

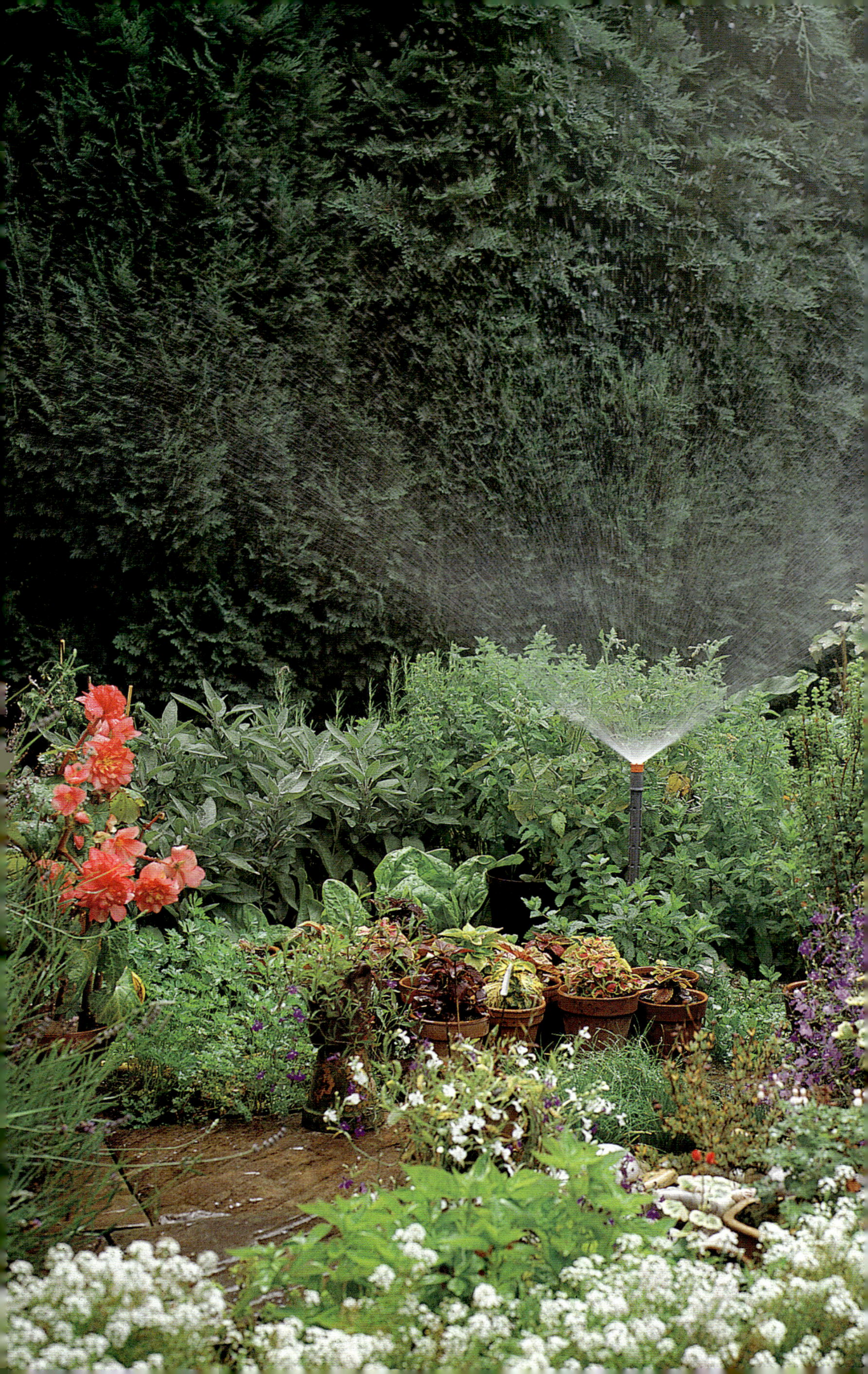

Kräuter in Töpfen oder Kästen

▼ Einige geschickt platzierte Töpfe in der Nähe der Küche erleichtern die sommerliche Ernte (Lorbeer, Minze, Schnittlauch, Petersilie).

Je nach Platz kann eine Art pro Topf gepflanzt werden, oder eine Kombination aus laubabwerfenden und immergrünen Pflanzen. Je nach Jahreszeit verschönern einige Saisonpflanzen zwischen den Kräutern das Bild, und fügen Farbe hinzu.

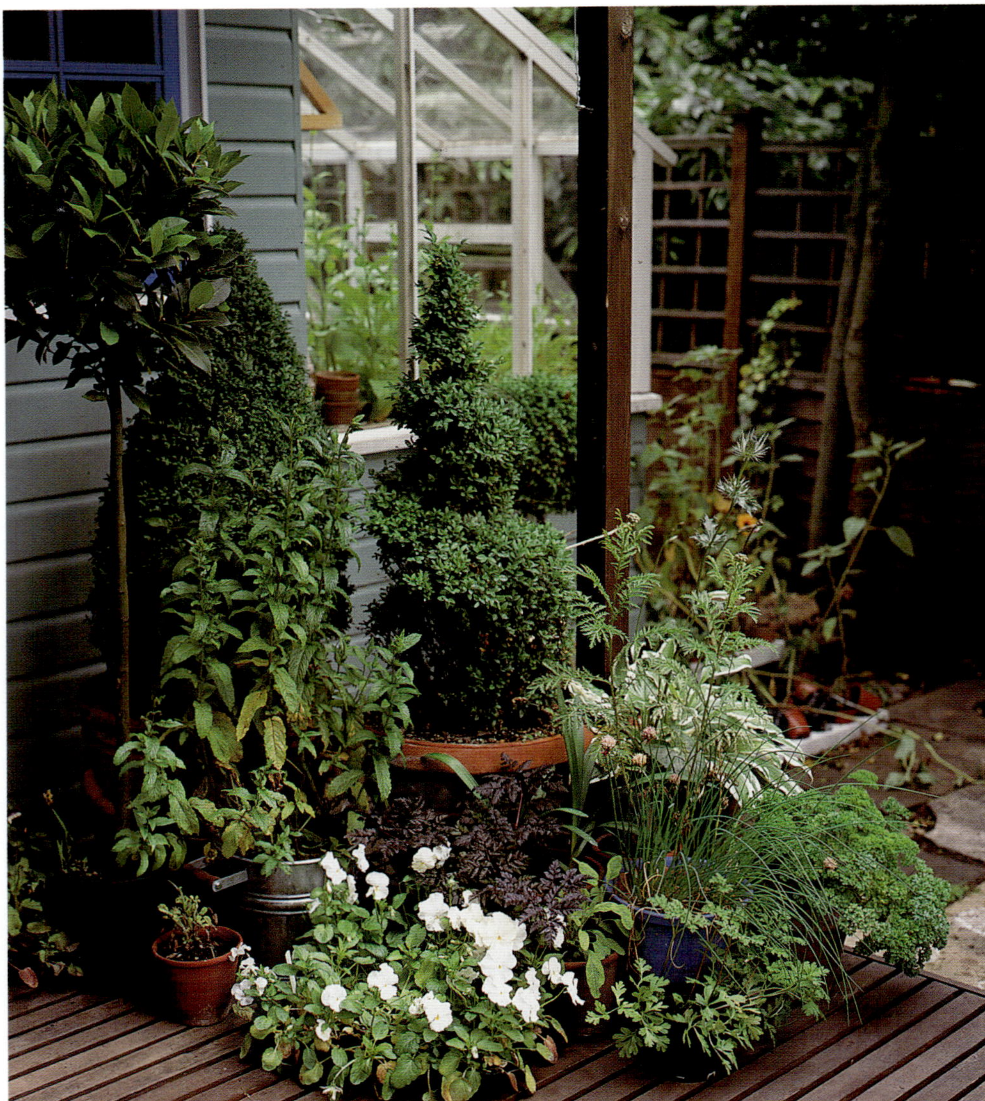

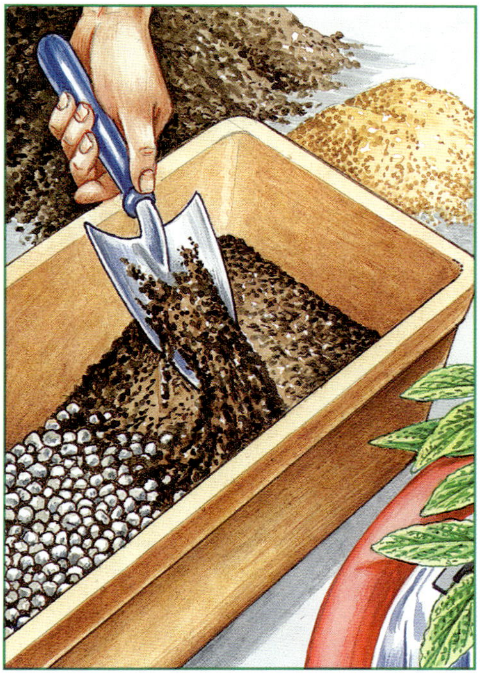

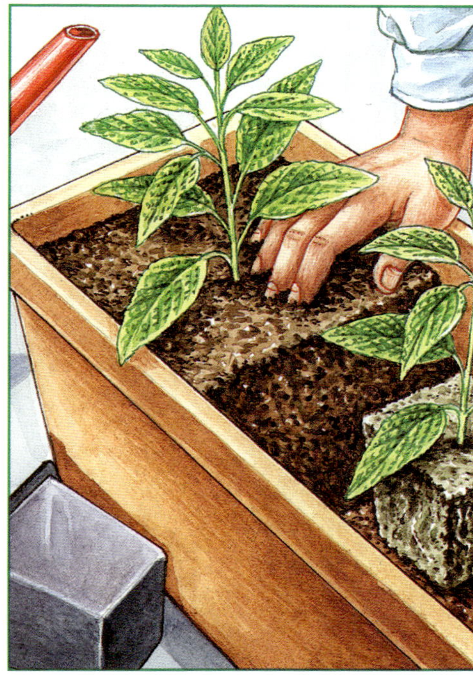

Die meisten Kräuter lieben Sonne und Hitze. Für Schattenstandorte kommen Kerbel, Minze, Zitronenmelisse und „Fines Herbes“ infrage. „Fines Herbes“ ist eine Würzmischung aus Kerbel, Petersilie, Estragon und Schnittlauch.

▲ Kräuter im Kasten. Füllen Sie eine sehr sandhaltige Erdmischung über einer Kiesschicht ein. Tauchen Sie die Pflanze zum gründlichen Durchfeuchten des Wurzelballens in einen Wasserbehälter, nehmen Sie sie aus dem Topf und setzen Sie sie ein; dann klopfen Sie die Erde fest und bewässern gründlich.

Die Pflanzung

Achten Sie darauf, dass der Topf ein Abflussloch besitzt, damit überschüssiges Wasser abfließen kann. Der Topfboden wird mit einer Schicht aus Tonscherben, Kieselsteinen, Kies, gesäuberten Muschelschalen oder Blähton belegt. Darauf kommt eine durchlässige Erdmischung, in welche die Pflanze mit durchfeuchtetem Ballen eingesetzt wird. Nun füllen Sie mit Erde auf. Damit sich keine Lufträume zwischen den Wurzeln halten können, wird ausgiebig angegossen. Lassen Sie einen Gießrand von 2 cm unter dem Topfrand frei, um die Bewässerung zu erleichtern.

- Stauden (zum Beispiel Liebstöckel, Borretsch, Schnittlauch, Estragon, Zitronenmelisse, Minze, Majoran), die alle zwei bis drei Jahre verjüngt werden, können in weniger tiefe Gefäße gesetzt werden und gedeihen auch neben einjährigen, saisongebundenen Pflanzen wie Basilikum, Petersilie, Dill und Kerbel.
- Sträucher (Lorbeer, Salbei, Wacholder, Weinraute, Rosmarin und andere) pflanzen Sie in große Töpfe mit 30 bis 40 cm Durchmesser, damit sie mehrere Jahre dort bleiben können.

Eine weiße Kiesschicht auf der Topfoberfläche reflektiert das Licht und bringt die Pflanzen gut zur Geltung.

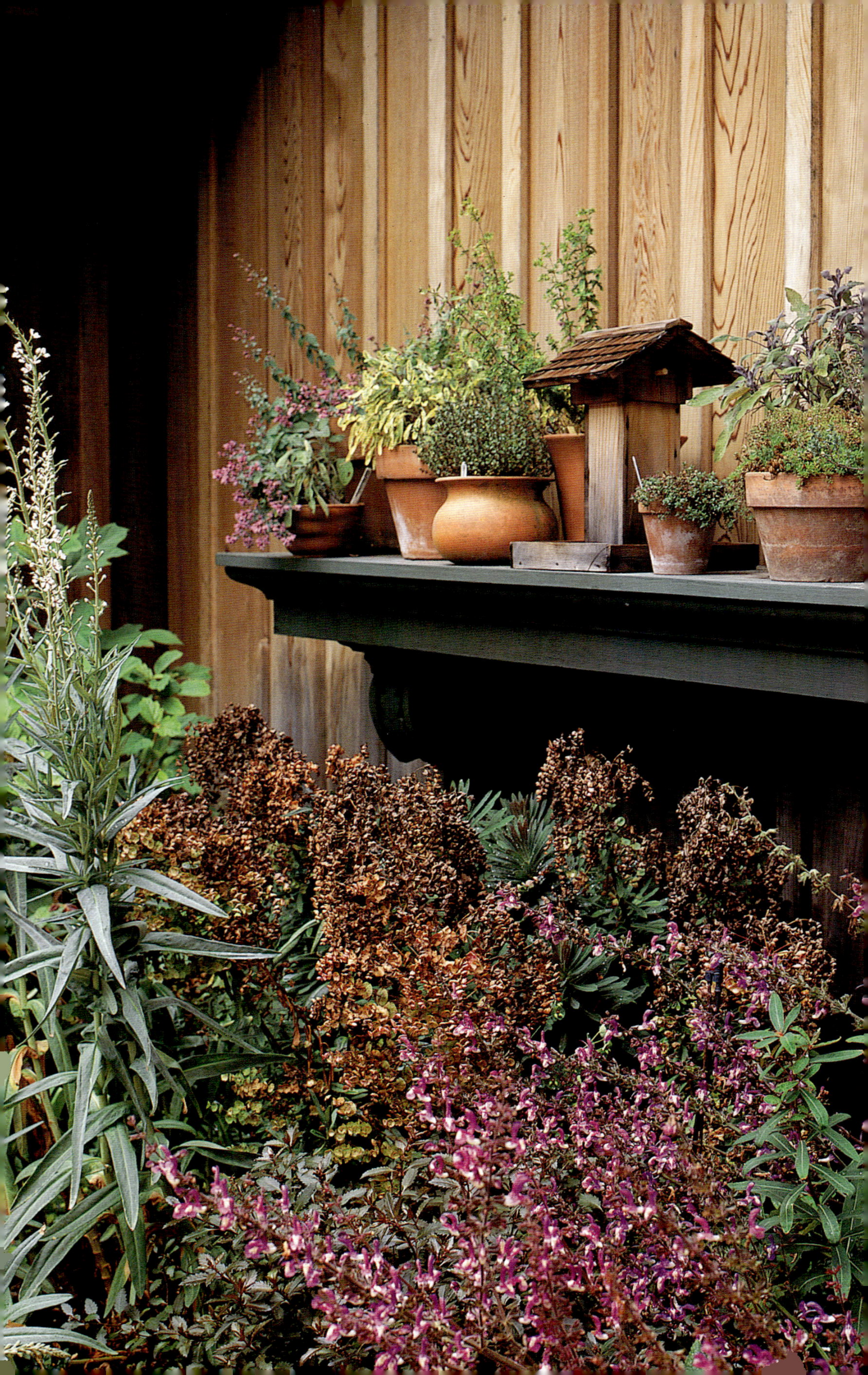

Vielfältige Verwendungsmöglichkeiten

Wenn Ihre Kräuter im Garten gut gedeihen, werden Sie rasch wesentlich mehr ernten, als für die Küche benötigt wird. Das folgende Kapitel bietet einige Ideen, wie Sie von diesem Überfluss profitieren können.

Kräuterbäder

Kräuterbäder können sanft pflegend und schlaffördernd sein oder aber anregend und erfrischend. Ein gutes Bad wirkt insgesamt beruhigend auf Körper und Geist und sollte die Haut säubern und leicht parfümieren. Die Wahl des Dufts liegt dabei ganz bei Ihnen.

Wichtig ist es, nicht einfach eine Hand voll Kräuter in die Badewanne zu geben und den Wasserhahn aufzudrehen – es käme bald zu Problemen mit verstopften Abflussrohren.

Bereiten Sie stattdessen eine große Kanne Kräutertee zu, lassen sie 10 bis 20 Minuten ziehen und gießen die Flüssigkeit ins Bad, wenn das Wasser die richtige Temperatur hat.

◀ Linke Seite: Eine kleine Auswahl an Kräutertöpfen in Augenhöhe und Reichweite der Küche

Für ein anregendes Bad	Nehmen Sie Basilikum, Zitronenstrauch, Fenchel, Lavendel, Majoran, Minze, Rosmarin, Salbei, Bohnenkraut oder Thymian; zu diesen Pflanzen kann man Kiefernnadeln, Orangenschalen, Ringelblumenblüten, Echtes Mädesüß, Brennnessel, Löwenzahnblätter oder Jasminblüten zufügen.
Für ein beruhigendes Bad	Wählen Sie zum Beispiel Römische Kamille, Ysop, Wacholderbeeren, Zitronenmelisse, Lindenblüten, Rose, Mutterkraut, Katzenminze, Holunder oder Passionsblumenblüten.
Für ein Duftbad	Geben Sie Wurzeln der Engelwurz, Lorbeer, Duftpelargonie, Lavendel, Jasmin, Zitrusschalen, Minze, Rosmarin, Eberraute hinzu.
Das Zauberwasser von Ninon de Lenclos	Mischen Sie je eine Hand voll der folgenden Kräuter: Lavendelblüten, getrocknete Rosmarin- und Minzeblätter, Beinwellwurzel und Thymianwurzel. Daraus bereiten Sie mit 1 Liter Wasser einen Aufguss zu, gießen diesen ins Badewasser und entspannen sich darin für eine gute Viertelstunde. Mithilfe dieses Rezepts bewahrte sich die schöne Ninon eine Haut, um die man sie noch beneidete, als sie weit über 70 war. (Beinwell darf nicht bei verletzter Haut angewendet werden.)

Es ist ebenfalls möglich, einen Sud durch Abkochen herzustellen. Diese enthält mehr pflanzliche Wirkstoffe als ein einfacher Aufguss; zur Herstellung erhitzen Sie Wasser und die Pflanzen und lassen sie fünf bis zehn Minuten köcheln.

Eine weitere Möglichkeit: Binden Sie die Kräuter in ein Stofftaschentuch, hängen das Kräutersäckchen so an den Wasserhahn, dass das Badewasser beim Einfüllen darüberläuft, und lassen Sie es während des Bades darin.

Lotionen und Spülungen

Verwöhnen Sie Ihre Haare nach dem Waschen mit einer Spülung. Für braune Haare empfehlen sich Spülungen mit Salbei und Rosmarin, für blonde Haare ist Kamille geeignet.

Auch Lotionen für die Haut lassen sich einfach zubereiten. Erfrischend und stärkend ist zum Beispiel dieses Rezept mit Minze: Eine Hand voll Blätter mit etwas Wasser püriert, kann einige Tage im Kühlschrank gelagert werden.

• Gegen Falten: Fenchel, Zitronenmelisse oder Lindenblüten.
• Für sanfte Hautpflege: Kleiner Wiesenknopf oder Holunderblüten.
• Bei trockener Haut: Kamille, Minze, Petersilie, Veilchen, Erdbeer- oder Zitrusblätter.

▼ Es ist besser, Minze im Topf zu kultivieren, da sie im Blumenbeet sehr stark wuchern.

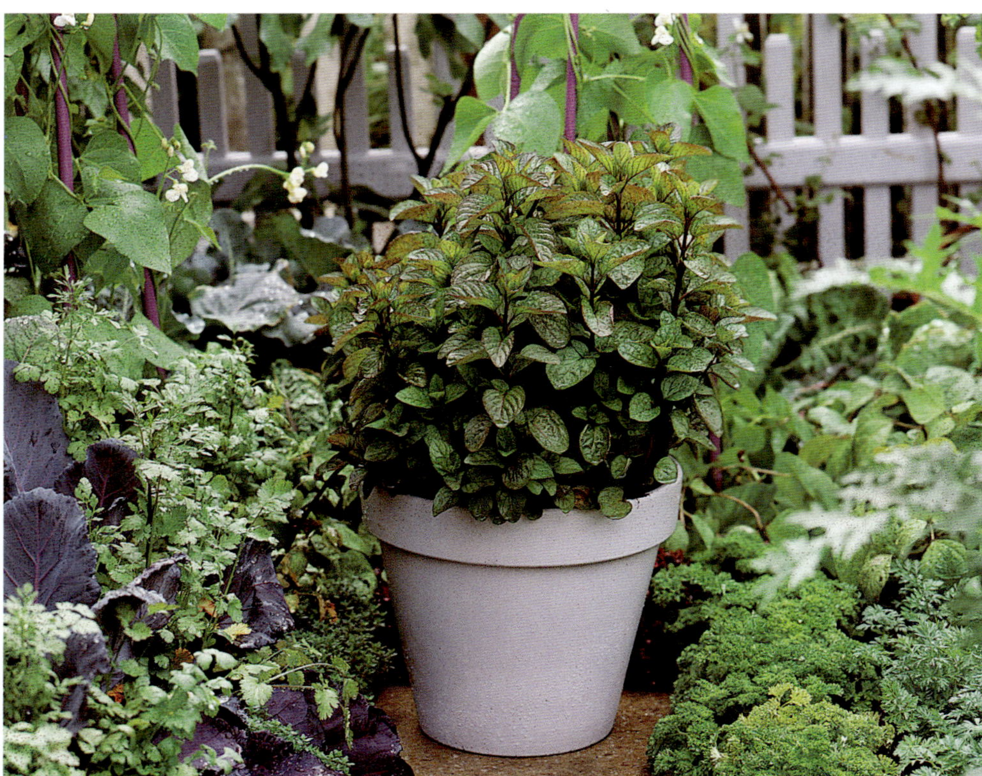

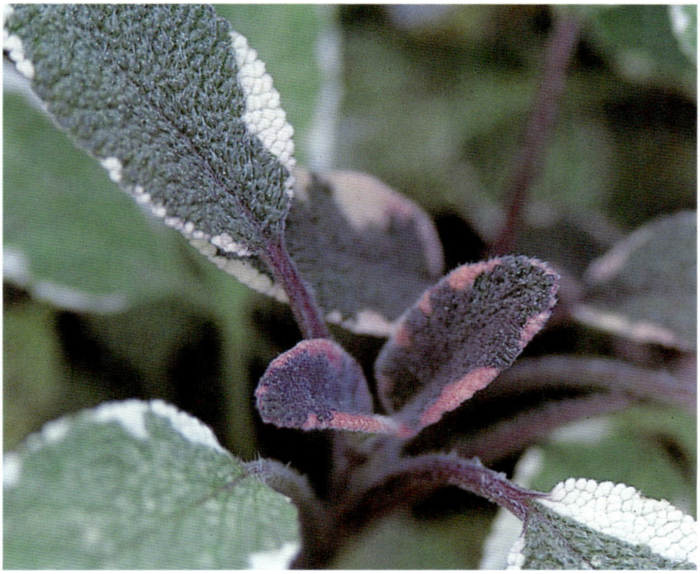

◀ *Salvia officinalis* 'Tricolor' ist eine besonders elegante und auffällige Pflanze.

- Bei fettiger Haut: Lavendel- oder Schafgarbenblüten, Ringelblumen, Salbei, Zitronenschale.

Kräuteressig wird als Spülung nach der Haarwäsche oder als porenverfeinernde Behandlung bei fettiger Haut eingesetzt. Verwenden Sie Apfel- oder Branntweinessig und rechnen Sie auf 2 l eine Hand voll Blüten oder Blätter. Man gibt die Mischung in eine Weithalsflasche und stellt diese zwei bis drei Wochen an einen sonnigen Standort. Schütteln Sie die Flasche so oft wie möglich, filtrieren Sie und füllen Sie auf kleinere Flaschen ab. Zum Gebrauch verdünnt man diese antiseptische Zubereitung mit Wasser. Als Kräuter eignen sich am besten: Basilikum, Thymian, Salbei, Rosmarin, Dill, Majoran. Wird ein eher blumiger Duft gewünscht, so wählt man eine oder mehrere der folgenden Blumen: Veilchen, Lavendel, Flieder, Zitronenmelisse, Federnelke oder Geißblatt. Für eine Zitrusnote fügt man eine abgeriebene Zitronen- oder Orangenschale zu.

Natürliches Aftershave

Geben Sie einen Teil Schafgarbenblüten, einen Teil Lavendelblüten, drei Teile Salbeiblätter sowie einen Teil Pfefferminze in eine Weithalsflasche und füllen Sie mit 45-prozentigem Obstschnaps auf. Gründlich schütteln, um alles zu durchmischen, und abfiltrieren. Wenn Ihnen das Aftershave zu stark ist, geben Sie etwas abgekochtes Wasser dazu; für trockene oder gereizte Haut fügen Sie ein oder zwei Löffel Glycerin oder Süßmandelöl hinzu.

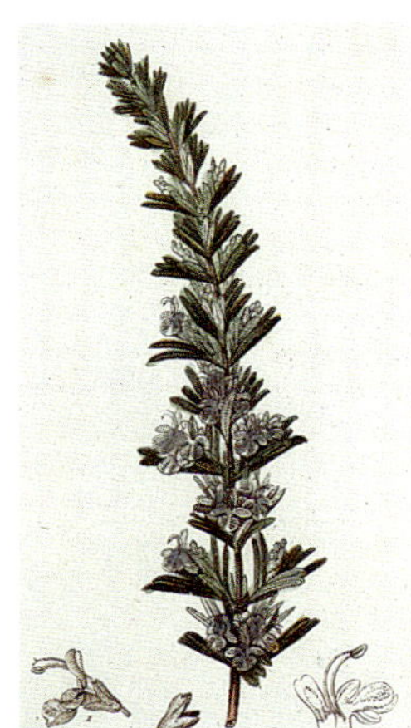

▲ Rosmarin ist eine Aromapflanze, die seit Jahrhunderten hoch geschätzt und vielfältig genutzt wird.

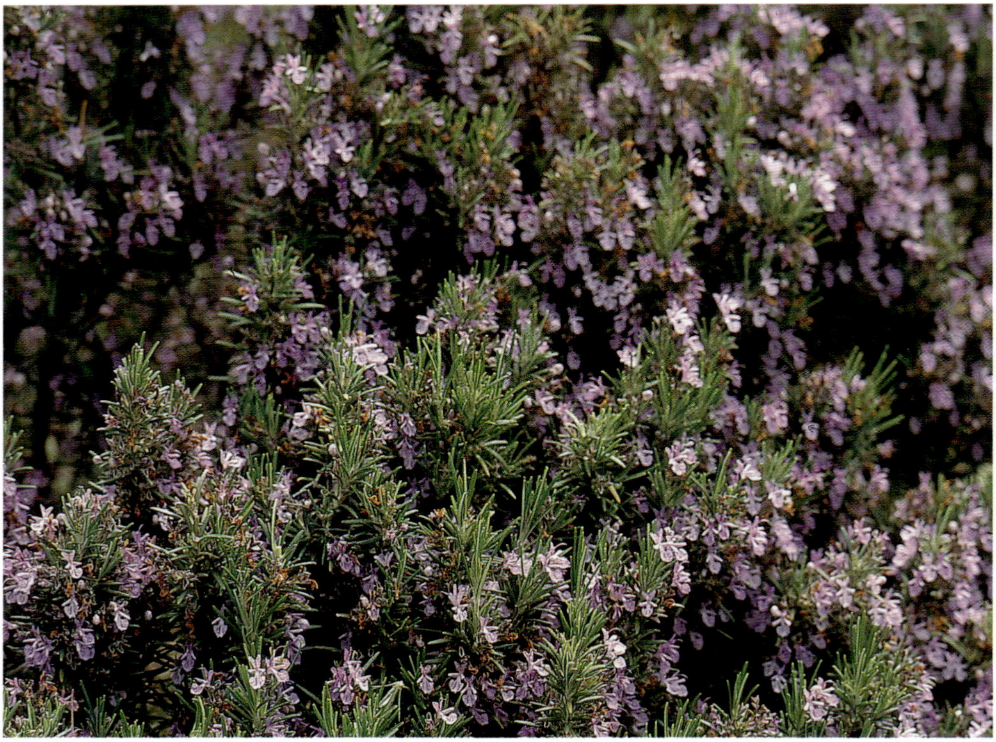

▲ Der frühjahrsblühende Rosmarin lässt sich in Form schneiden und bildet niedrige Hecken oder einen hübschen Blickpunkt im Kübel.

■ Potpourris

Diese englische Tradition ist in den letzten Jahren auch bei uns zum Parfümieren von Innenräumen sehr beliebt geworden. Potpourris bestehen aus stark zerkleinerten, getrockneten aromatischen Pflanzenteilen, die man in einer Untertasse, einem Körbchen oder einem durchsichtigen Gefäß aufstellt.

Um die Düfte harmonisch zu kombinieren, werden verschiedene Pflanzenarten gemischt. „Veilchenwurzel", das Pulver aus dem Wurzelstock von *Iris florentina*, dient als Fixativ, damit der Potpourriduft lange anhält. Bereits ein paar Tropfen ätherisches Öl reichen, um den Duft stärker zu betonen.

Man schneidet die Blätter in Stücke, zupft die Blütenblätter vom Blütenboden ab und zerkleinert alle Früchte grob.

– **Für den Duft:** Engelwurzwurzel, Aniskörner, Basilikum, Lorbeer, Zitronenmelisse, Korianderkörner, Lavendel, Indianernessel, Verbene, Majoran, Minzen, Alte Rosen (Gallica-, Damaszenerrosen, Moschata-Hybriden), Rosmarin, Salbei, Thymian, Duftpelargonie; dazu kommen „Fünf-Gewürze-Pulver", Kardamomsamen, Gewürznelken, Zimt, Ingwer, Zitrusschalen, Zitronenstrauch, die Blüten von Flieder, Maiglöckchen, Orangen, Jasmin oder Veilchen.

– **Für die Farbe:** Römische Kamille, Ringelblume, Rittersporn, Hortensien, Kapuzinerkresse, Stiefmütterchen, Strandflieder, Schafgarbe, Zinnien, Schleierkraut, Strohblume und andere.

Solche aromatischen Kräutermischungen lassen sich auch gut in kleine Stoffsäckchen füllen – ähnlich wie die traditionellen Lavendelsäckchen in Südfrankreich. Diese kleinen Kissen können an einen Kleiderbügel gehängt, zwischen die Wäsche, in Schubladen oder auch unter das Kopfkissen gelegt werden und erfüllen das tägliche Leben mit ihrem Duft.

Kräutersäckchen behalten ihren Duft für lange Zeit, wenn die Kräuter zuerst sehr stark zerkleinert und anschließend mit einem Fixativ behandelt werden.

Kräutertees

Kräutertees werden gerne nach Mahlzeiten getrunken (als verdauungsförderndes Getränk) oder auch im Lauf des Tages zum Durstlöschen oder Aufwärmen. Geben Sie etwas Honig, Zitronen- oder Orangenscheiben und, wenn möglich, passend zum jeweiligen Tee einige Blätter der frischen Pflanze dazu. Die Mengen variieren zwar etwas je nach Art und persönlichem Geschmack, doch man rechnet im Durchschnitt zwei Teelöffel frische beziehungsweise einen Löffel getrocknete Kräuter pro Tasse.

Kräutertees auf Eis im Sommer werden mit stärker konzentriertem Tee zubereitet (drei Teelöffel frische oder zwei Teelöffel getrocknete Kräuter), da man die Verdünnung durch die Eiswürfel berücksichtigen muss.

Hier einige der besten Kräutertees mit Kombinationsmöglichkeiten:

Anis: Römische Kamille, Balsamkraut
Bohnenkraut: Ingwer, Zitronenstrauch.
Borretsch: Zitronenmelisse, Zitronenstrauch.
Engelwurz: Orangenschale, Muskat, Gewürznelke.
Fenchel: Lavendel, Hagebutten.
Lorbeer: Holunder, Rosenblätter.
Majoran: Anis, Zitronenmelisse.
Minze: Zitronenmelisse, Holunder, Zitronenschale.
Römische Kamille: Minze.
Salbei: Orangenschale, Jasmin, Mutterkraut.
Thymian: Duftpelargonie, Rosmarin

▼ Rosmarin ist wegen seiner antiseptischen Eigenschaften seit der Antike zur Bekämpfung von Seuchen eingesetzt worden.

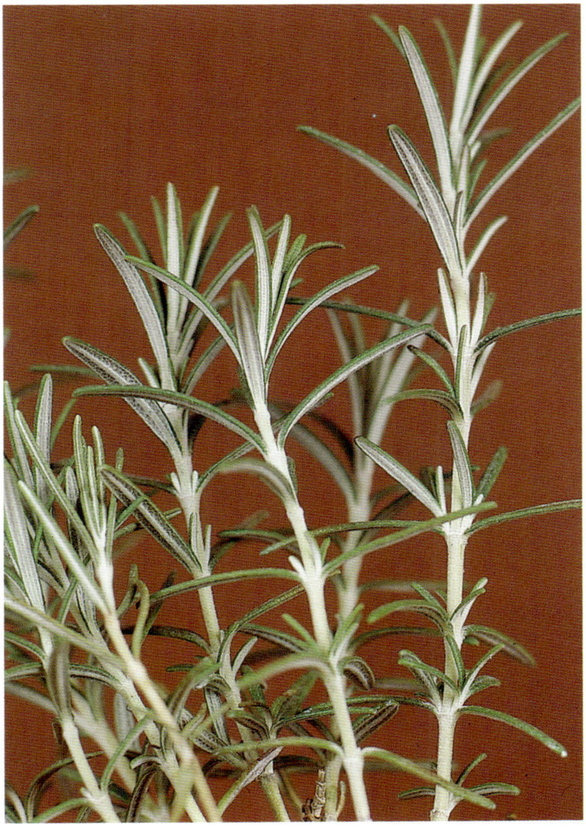

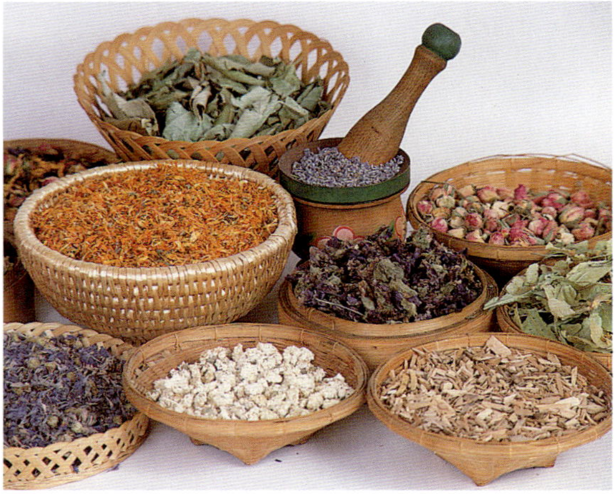

▲ Getrocknete Blätter und Blütenblätter zum Zubereiten von Kräutertees, Bädern oder Lotionen.

Kleine Blumenbouquets mit Botschaft

Es gab Zeiten, in denen man sich beim Spaziergang über die Straße üblen Gerüchen aussetzen musste. Damals fürchtete man, dass die so genannten Miasmen, üble Ausdünstungen aus Unrat und Abfall, als Überträger von Seuchen wirkten. Die Damen und Herren der guten Gesellschaft verließen daher ihre Kutsche fast nie, ohne sich runde Sträußchen unter die Nase zu halten. Diese bestanden aus einer Mischung duftender Blüten und aromatischer Kräuter. Im 19. Jahrhundert kam die vom Mittelalter inspirierte Sitte des „Handsträußchens" wieder in Mode. Aufs Neue sah man die elegante Gesellschaft bei der Promenade an kleinen Bouquets schnuppern. Sehr schnell erwarben die einzelnen Pflanzen der Sträuße eine bestimmte Bedeutung; man erfand eine komplette Blumensprache, deren Code den diskreten Austausch von Liebesbotschaften ermöglichte.

Balsamkraut: Sanftmut, Zärtlichkeit
Basilikum: Liebe, beste Wünsche
Bohnenkraut: Interesse
Borretsch: Mut
Dill: gute Wünsche und Kraft im Unglück
Duftpelargonie: Glück
Engelwurz: Inspiration
Estragon: Dauerhaftigkeit der Gefühle
Fenchel: Stärke, Ausdauer
„Fines Herbes": Scharfsinnigkeit
Heiligenkraut: alle Tugenden
Kerbel: Aufrichtigkeit
Kleiner Wiesenknopf: sehr gute Laune
Lavendel: Verehrung
Lorbeer: hohes Ansehen, Leistung
Majoran: Freude
Minze: Erfrischung
Mutterkraut: Feindseligkeit
Petersilie: Heiterkeit, Freude
Ringelblume: Trauer, Hoffnungslosigkeit
Römische Kamille: Weisheit, menschliche Größe
Rose: Liebe, Erfolg
Salbei: Weisheit, Langlebigkeit
Schafgarbe: gute Gesundheit
Thymian: Wagemut, Kühnheit
Veilchen: Bescheidenheit, Verehrung
Weinraute: Leid, Kummer, Schmerz
Zitronenmelisse: Zuneigung, Erneuerung

► Trocknen von Majoran

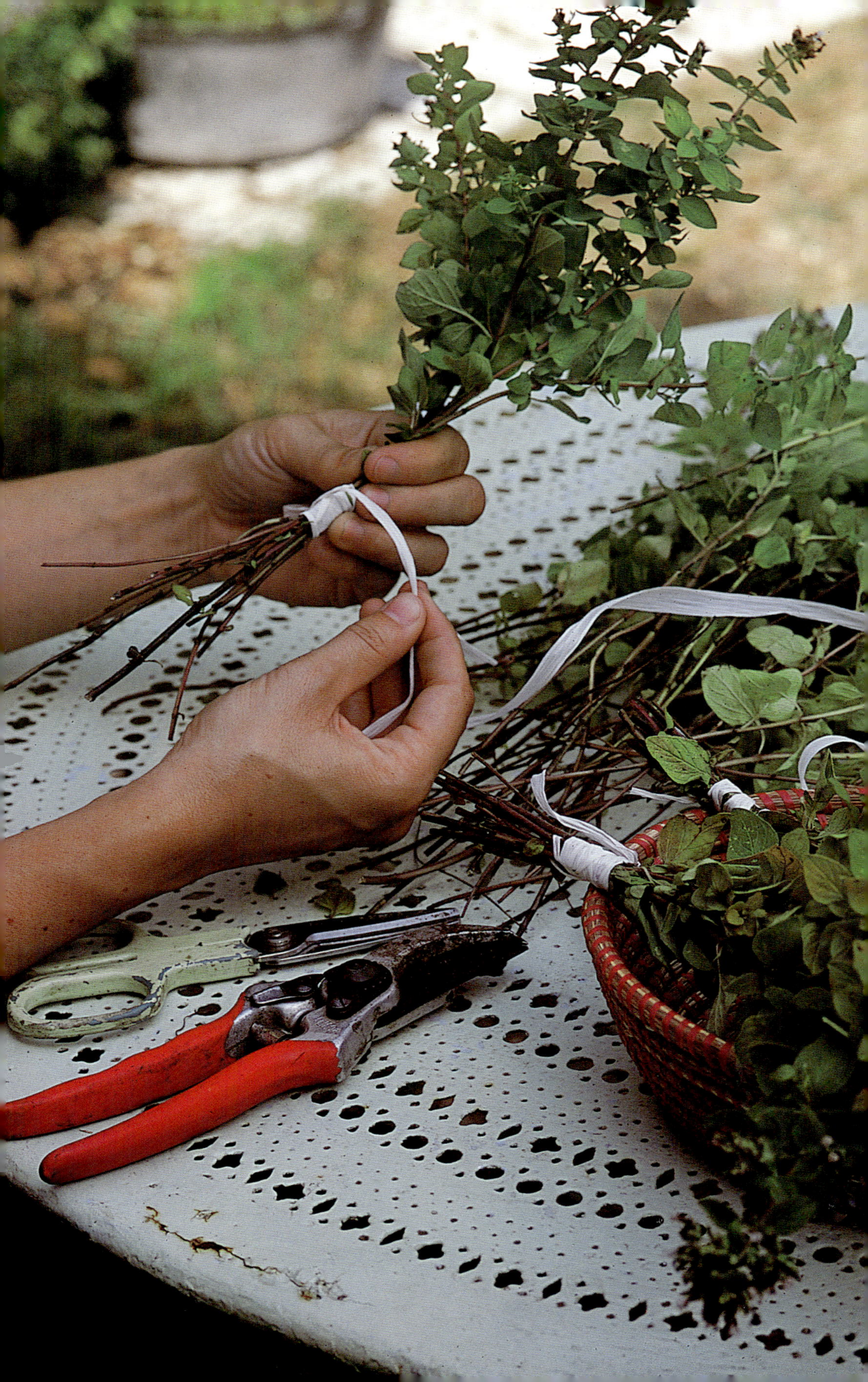

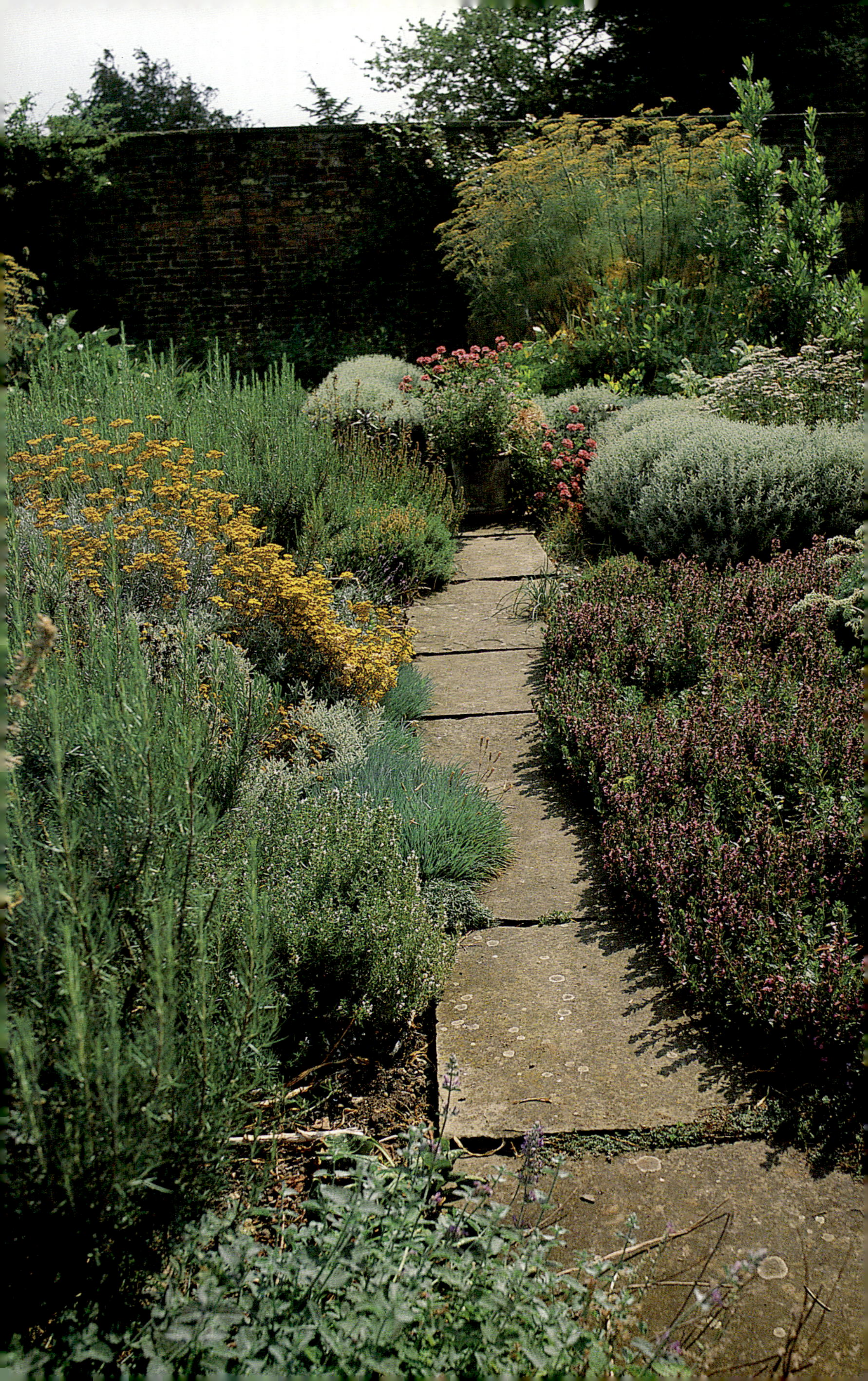

Kräutergarten oder gemischte Pflanzung

◀ Linke Seite: Der Weg ist überwuchert von Bohnenkraut, Ysop und Rosmarin. Durch die bläuliche Weinraute und das silbergraue Heiligenkraut wird das Auge zu Lorbeer und Fenchel gelenkt.

Alle Aromapflanzen haben ihren eigenen Charme, wenn man es versteht, sie harmonisch einzugliedern. So lassen sich Teppichpflanzungen mit niedrigen Arten (Thymian, Römische Kamille), Dufthecken (Rosmarin, Lavendel, Heiligenkraut) oder Blütenoasen mit Salbei, Lavendel, Weinraute, Ringelblume, Borretsch, Rosmarin, Lorbeer und anderen Arten schaffen.

In Abhängigkeit von der Größe Ihres Gartens und Ihren Vorlieben gibt es zwei Möglichkeiten:

• Kräuter werden in die Beete zusammen mit bereits vorhandenen Zierpflanzen integriert oder mit Gemüsepflanzen im Küchengarten gepflanzt.

• An einem vollsonnigen und freien Standort wird ein richtiger Kräutergarten angelegt.

Für Ihre Lieblingskräuter, gleichgültig ob ein- oder zweijährig, sollten Sie einen Platz in der Nähe der Terrasse oder der Küchentür reservieren, wo sie leicht erreichbar sind. Vor allem Petersilie, Kerbel und Basilikum, ferner feine Kräuter wie Dill oder Koriander können in Töpfen oder in einer nahen Rabatte gut gezogen werden. Gelungene Kombinationen mit frühlingsblühenden Blumenzwiebeln, Bellis, Vergissmeinnicht, Kapuzinerkresse, Fingerhut oder Alten Rosen sind eine weitere Möglichkeit. Dabei muss man darauf achten, dass die Kräuter ausreichend Platz haben und regelmäßig geerntet werden können. Planen Sie Ihre Pflanzung so, dass die größten und kräftigsten Pflanzen weiter hinten stehen.

Eines sollte man nicht vergessen: Je größer die Fläche, desto mehr muss gejätet, geschnitten, ausgeputzt und gegossen werden. Durch gezielte Pflanzenwahl können Sie einen Themengarten erschaffen: zum Beispiel einen Duftgarten, einen Kräutertee-Garten oder auch einen biblischen Garten.

	Topfpflanze	Freilandpflanze
Anis	✓	✓
Basilikum	✓	✓
Bohnenkraut	✓	✓
Borretsch	✓	✓
Dill		✓
Engelwurz		✓
Estragon	✓	✓
Fenchel		✓
Kerbel	✓	✓
Kl. Wiesenknopf		✓
Koriander	✓	✓
Kreuzkümmel		✓
Kümmel		✓
Liebstöckel		✓
Lorbeer	✓	✓
Meerrettich		✓
Minze	✓	✓
Oregano	✓	✓
Petersilie	✓	✓
Röm. Kamille	✓	✓
Rosmarin	✓	✓
Safran	✓	✓
Salbei	✓	✓
Sauerampfer		✓
Schnittlauch	✓	✓
Thymian	✓	✓
Wacholder		✓
Weinraute		✓
Ysop	✓	✓
Zitronenmelisse	✓	✓
Zitronenstrauch	✓	✓

Kultivierung von Kräutern

Ein Grund für die Anlage eines Kräutergartens ist die fast ganzjährige Versorgung mit frischen Kräutern. Nicht alle Kräuter bekommen Sie im Supermarkt und was die Frische angeht, dürfen Sie dann nicht ganz so anspruchsvoll sein. Auf dem Balkon oder im Garten heißt es dagegen: Kräuter pflanzen nach Lust und Laune!

Kräuter haben überdies den Vorteil, dass sie genauso dekorativ wie nützlich sind. Wo finden sich Blüten in einem schöneren Blau als bei Borretsch? Laub, das im Winter einen ähnlich erfreulichen Anblick bietet wie das Blattwerk von Heiligenkraut, Lorbeer, Thymian, Salbei oder Weinraute? Und wodurch kann man Estragon in einer Sauce béarnaise oder Basilikum in Pesto ersetzen? Mit ein paar Samenkörnern, Stecklingen oder Jungpflanzen lässt sich im Freiland oder in

▼ Der Küchengarten von Bourdaisière (Frankreich) ist wegen seiner Sammlung von Tomatensorten bekannt, doch auch die Kräuter machen ihn im Sommer zu einem Schmuckstück.

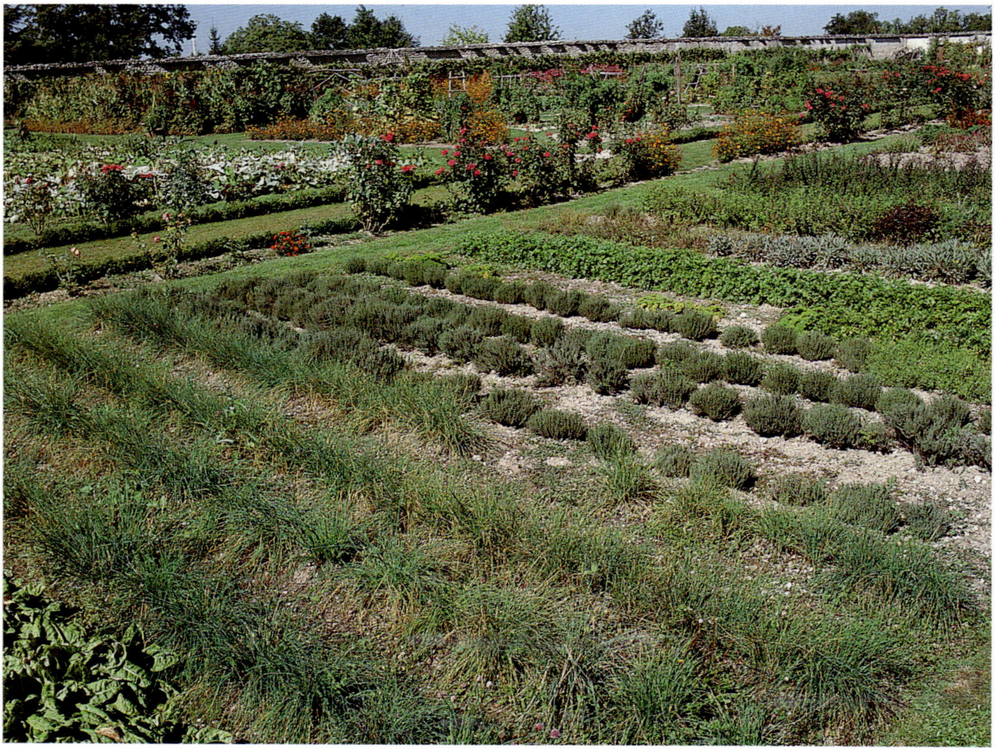

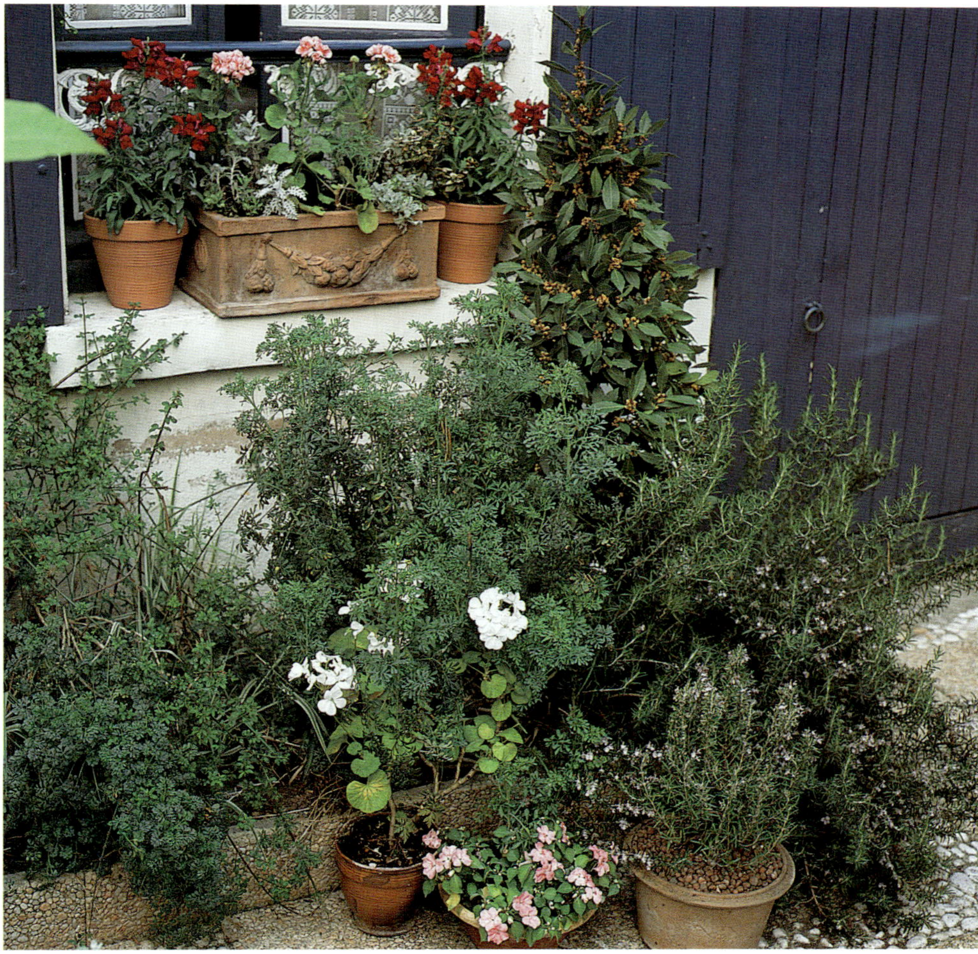

Töpfen auf dem Balkon ein Garten schaffen, der ständig Zutaten für die klassische Küche, für aromatische, originelle, aber auch „exotische" Gerichte liefert. Hinzu kommen weitere Nutzungsmöglichkeiten, wie Kräuteröl und Kräuteressig, frische oder getrocknete Kräutersträußchen, duftende Potpourris, Kräutertee, Badezusätze und Haarwaschmittel sowie schließlich eine kleine Hausapotheke.

Wärme liebende Kräuter wie Lorbeer und Rosmarin, die aus dem Mittelmeergebiet oder Kleinasien stammen, also Gegenden großer Hitze und Trockenheit, wachsen sogar an sehr trockenen und steinigen Standorten gut. Nach dem Anwachsen gedeihen sie ohne Schwierigkeiten in voller Sonne und sind dank ihres Gehalts an ätherischen Ölen, Gerbstoffen, ihrer ledrigen oder mit feinen Haaren bedeckten Haut gegen Schädlinge und Krankheiten immun.

Hier gibt es keine komplizierten Pflegemaßnahmen – Wärme liebende Kräuter sind einfach pflegeleicht!

▲ Lorbeer, Rosmarin und Weinraute gedeihen als echte Sonnenanbeter an Südwänden.

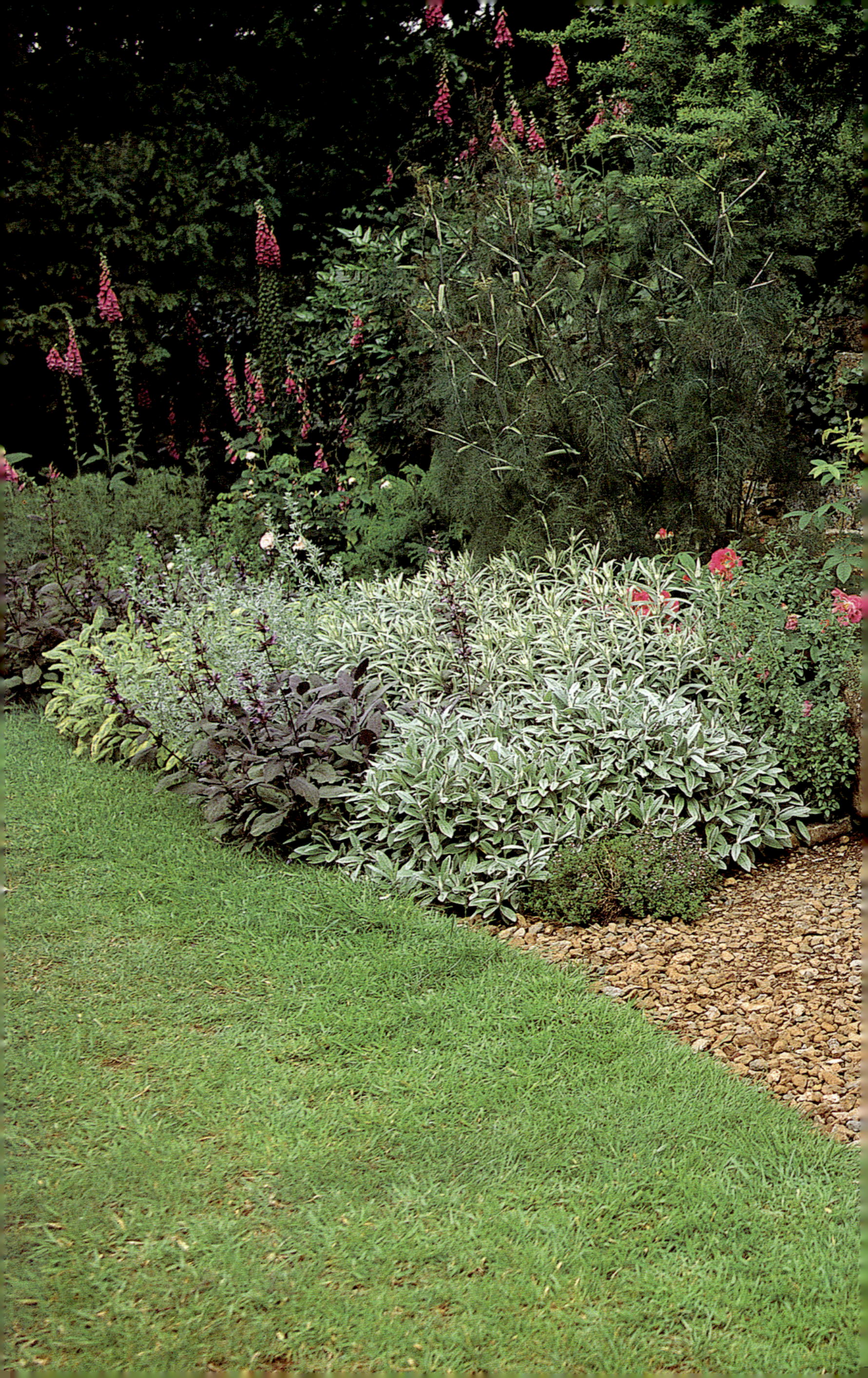

Die Arten

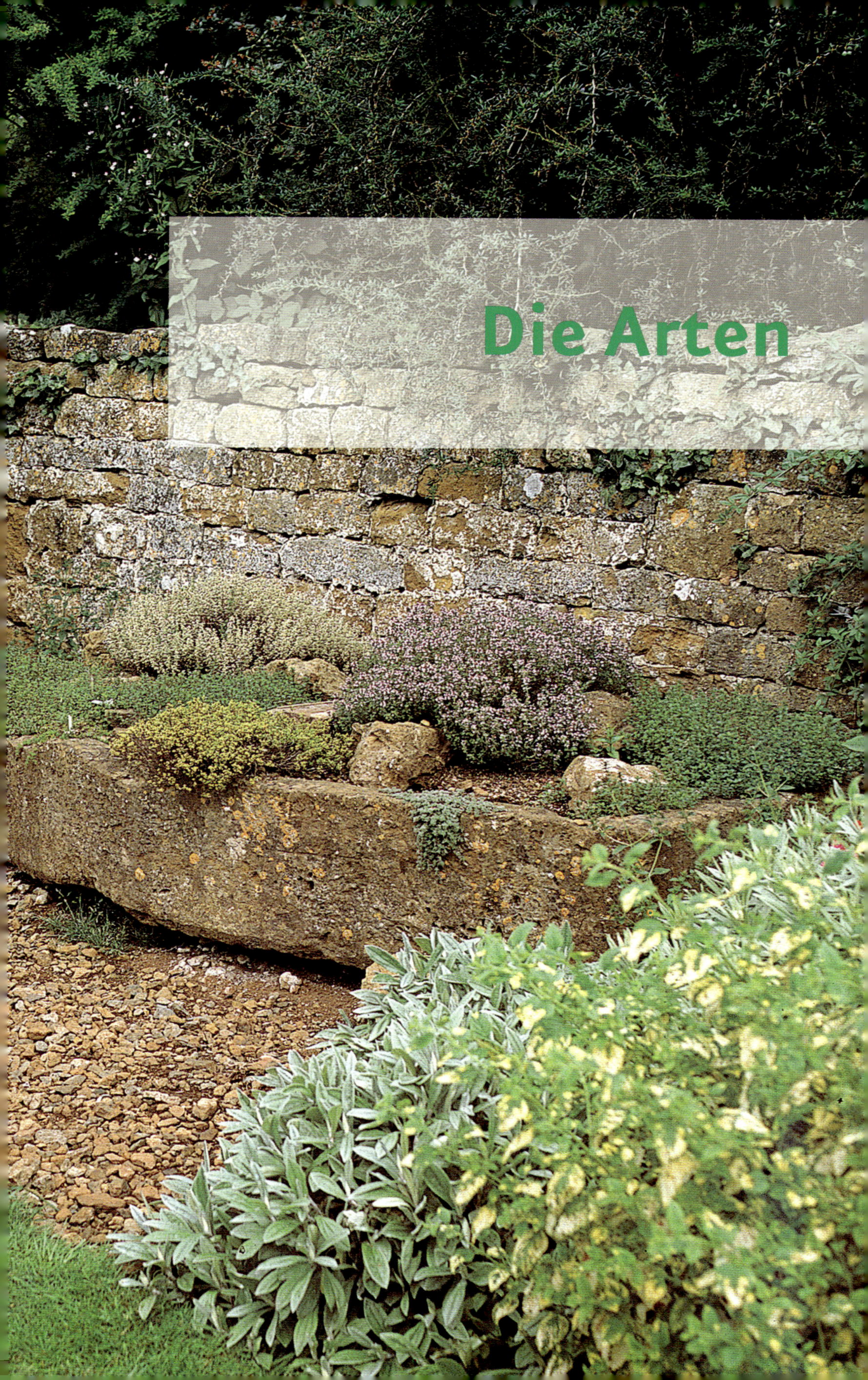

Anis

Doldenblütler *Pimpinella anisum*
Anais, Süßer Kümmel, Brotsame, Römischer Fenchel

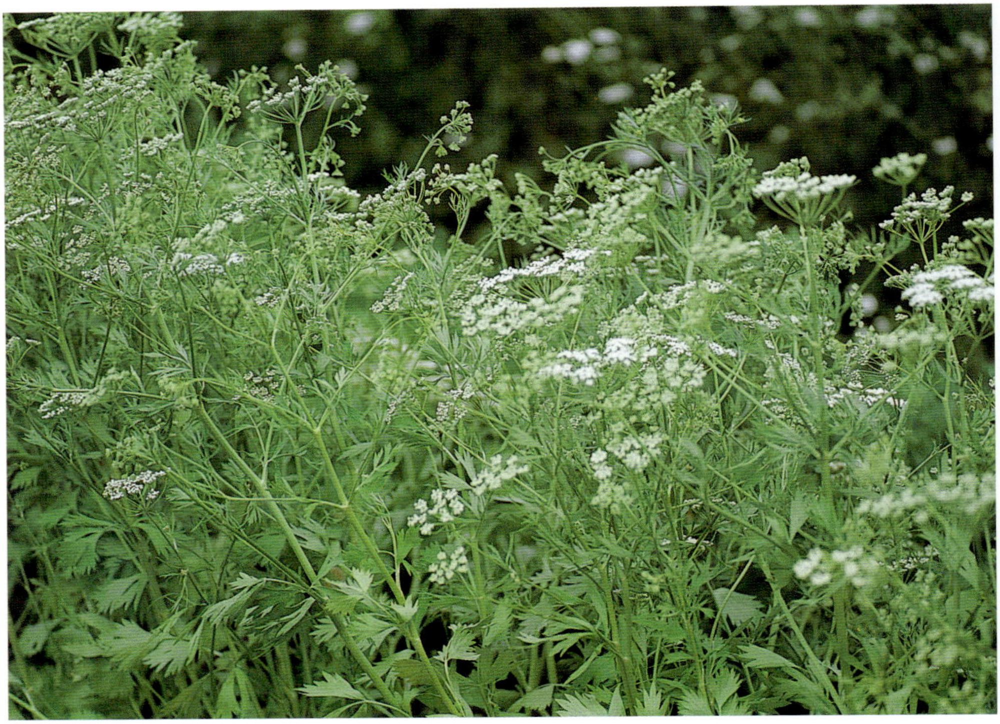

Der einjährige Anis wird 50 – 60 cm hoch. Seine rundlich herzförmigen Grundblätter sind am Rand gezackt, während die Stängelblätter schmal und dreifach gefiedert sind. Anis blüht im Sommer in weißen Dolden, die später braungraue, flache und ovale Samen bilden.

Kultivierung

Da gemahlener Anis sehr schnell sein Aroma verliert, sollte man zur Vorratshaltung ganze Anissamen verwenden.

Sobald sich der Boden im Frühjahr erwärmt hat, wird der Anis in Reihen mit 30 cm Abstand gesät. Der Abstand zwischen den Saatkörnern muss so groß sein, dass die Pflanzen später ausreichend Platz haben und nicht vereinzelt werden müssen.

Der Standort sollte auch im Sommer in voller Sonne liegen, da die jungen Pflanzen sich später nur sehr schlecht umpflanzen lassen.

Jäten Sie zwischen den Reihen und schützen Sie die empfindlichen Stängel vor Wind. Bei längerer Trockenheit sollte gegossen werden.

Vermehrung

Die Samen werden im folgenden Frühling ausgesät oder noch im Sommer in Anzuchttöpfe gesät.

Ernte und Aufbewahrung

Ernten Sie die Dolden, bevor die Samen vollständig ausgereift sind. Die getrockneten Samen werden vor Licht und Nässe in einem Einmachglas oder einem luftdichten Behälter geschützt. Anisblätter lassen sich gut einfrieren.

Junge Anisblätter geben sommerlichen Salaten mit Tomaten, Kopfsalat oder Gurken eine besondere Note.

Verwendung

Kräutertees mit Anissamen fördern die Verdauung. Anis wird außerdem in Backwaren verwendet und zum Verfeinern von Saucen genutzt, die man zu Fisch serviert. Auch Konfitüren werden mit Anis versetzt.

Medizinische Wirkung

Verdauungsfördernd, appetitanregend, blähungstreibend, fördert das Abhusten, beruhigend und schlaffördernd.

▼ Die reifen Anissamen werden im folgenden Frühjahr ausgesät.

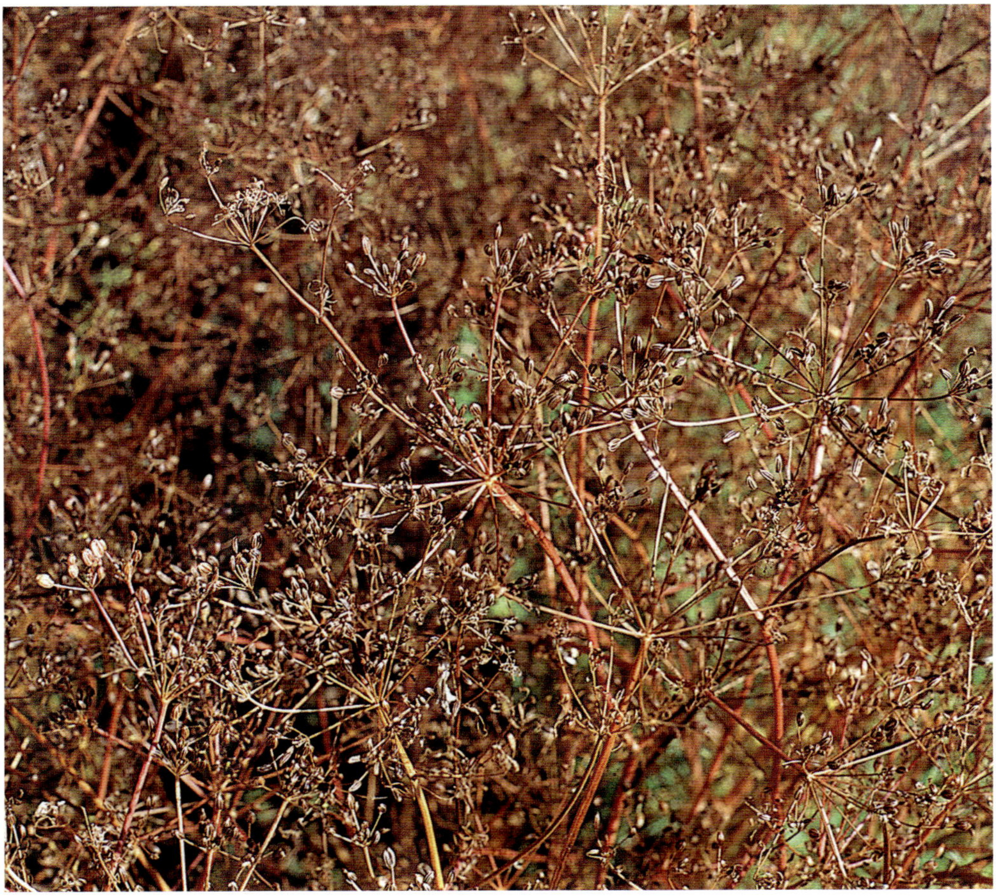

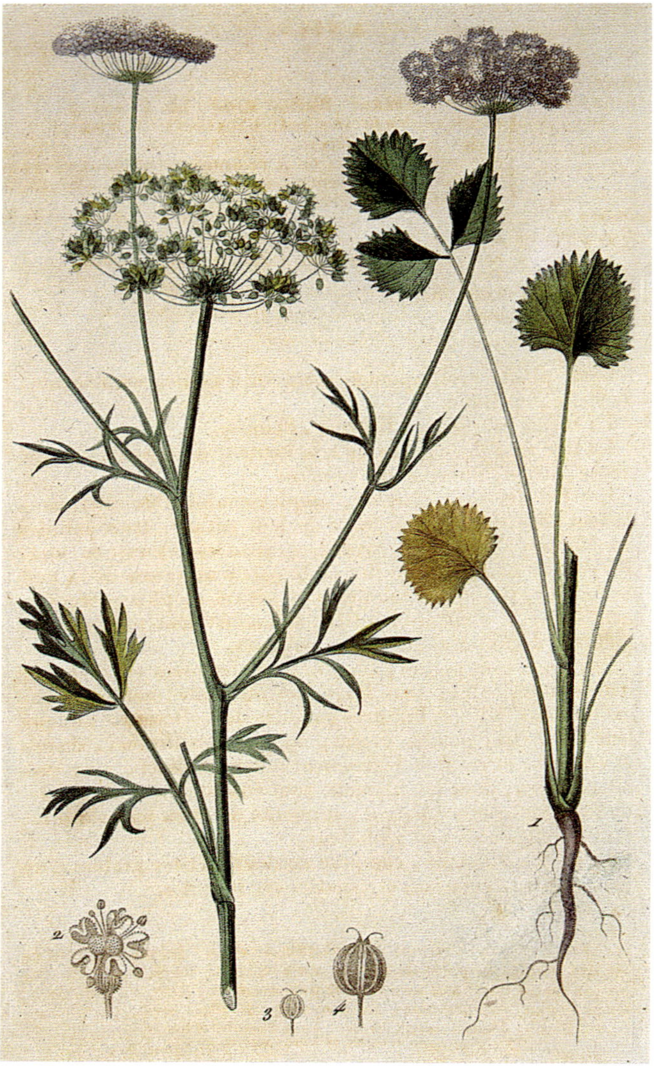

▲ Schon in der Antike hatte Anis seine Anhänger. Unzählige Rezepte zeichnen sich durch sein charakteristisches Aroma aus.

■ Sternanis

Anis sollte man nicht mit Sternanis verwechseln, einem immergrünen Baum aus Südostasien. Seine getrockneten Früchte enthalten sehr viel ätherisches Öl mit Anethol, das für die Herstellung der meisten Aperitifs mit Anisaroma unentbehrlich ist.

Tradition

Anis stammt aus dem Mittleren Osten und gehört zu den Kräutern, die der Mensch schon sehr lange nutzt.

Im Mittelalter verwendete man ihn üblicherweise als Köder in Mäusefallen.

Bereits der große Mathematiker Pythagoras rühmte die fast magischen Kräfte der Pflanze. Hippokrates verschrieb sie schon im vierten Jahrhundert vor Christus als Hustenmittel und Plinius der Ältere wusste, dass Anis jung hält und vor schlechten Träumen schützt. Das *mustaceum*, ein Kuchen, den die Römer nach einem hochzeitlichen Festmahl servierten, um die Verdauung zu fördern, enthielt unter anderem auch Anis. Manche Historiker vermuten, dass die Tradition des Hochzeitskuchens von diesem Brauchtum abstammt.

Hunde lieben Anisgeruch: Für die Schleppjagd, eine Jagd mit Hundemeute, wird deshalb eine Gummiwurst mit Anisöl parfümiert. Der künstliche Hase bei Hunderennen riecht ebenfalls nach Anis.

REZEPT

Bouillon mit Anis

Ein Sud, in dem man Fische sowie Schalen- und Krustentiere zubereiten möchte, lässt sich durch einen Löffel Anissamen verfeinern.

Basilikum

Lippenblütler *Ocimum basilicum*
Basilienkraut, Braunsilge, Deutscher Pfeffer, Königskraut

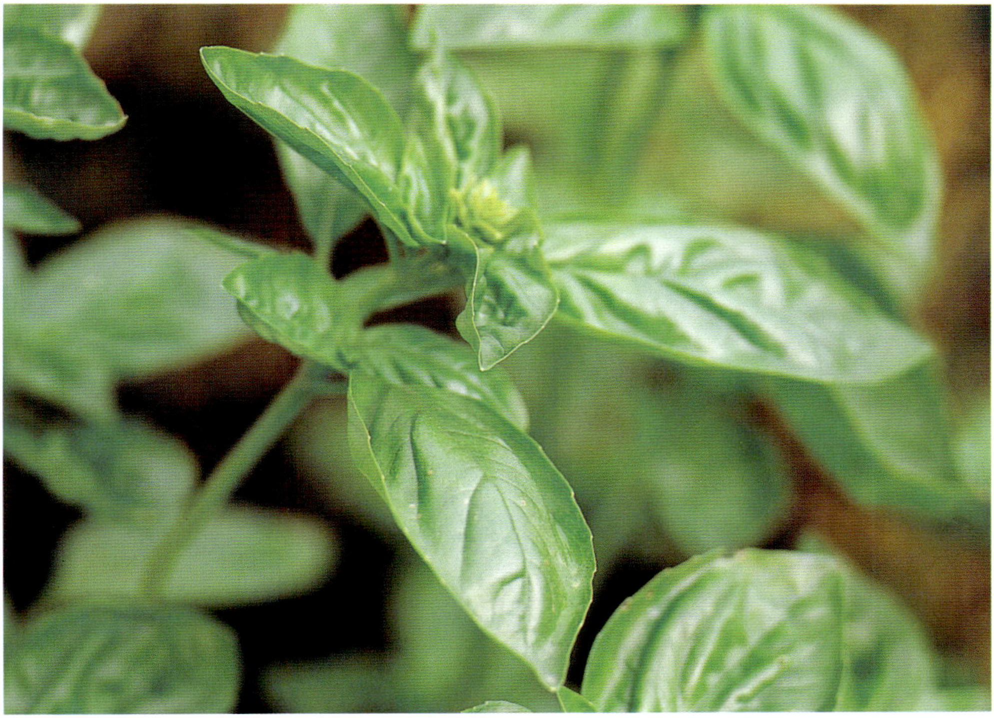

Basilikum ist eine einjährige Pflanze, die, je nach Art, 20 – 50 cm hoch wird. Die aufrechten Triebe tragen ovale, sehr aromatische Blätter. Die weißen oder weißrosa Blüten, die in Scheinähren stehen, blühen den ganzen Sommer.

Kultivierung

Basilikum kann als Jungpflanze in Töpfen gekauft oder selbst gesät werden, was aber ein wenig Pflege erfordert. Im zeitigen Frühjahr ist die Aussaat unter Glas mit Licht und Wärme sehr einfach. Haben die Jungpflänzchen zwei Blätter, werden sie in Einzeltöpfe gepflanzt. Sobald keine Frostgefahr mehr besteht, können die Pflanzen ins Freiland oder in Blumenkästen gesetzt werden. Basilikum liebt volle Sonne und frischen Boden, der durch regelmäßiges Gießen feucht gehalten wird.

Mulchen Sie den Boden, damit er bei längerer Abwesenheit im Sommer feucht bleibt. Entspitzen Sie die Endtriebe regelmäßig, um eine zu schnelle Blüte zu verhindern und eine buschige, dichte Pflanze zu erhalten. Gelegentliches

Da Basilikum durch Oxidation schnell schwarz wird, sollte man die Blätter mit den Fingernägeln abknipsen und nicht mit Messer oder Schere abschneiden.

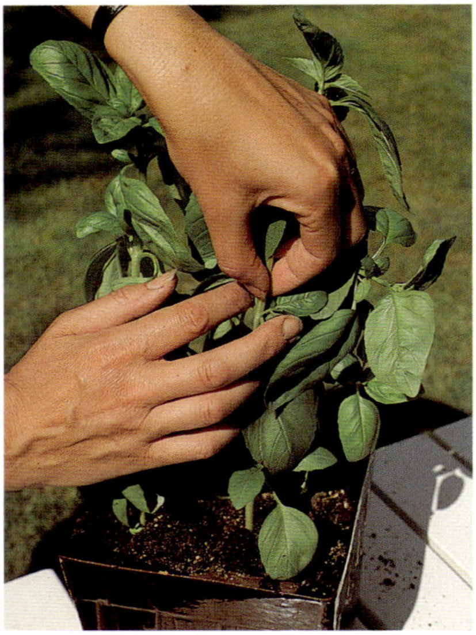

▲ Knipsen Sie die Triebspitzen und sich entwickelnde Blütenstände ab, damit die Pflanze sich verzweigt.

Düngen (mit Flüssig- oder festem Dünger) regt Basilikum den ganzen Sommer über zum Nachwachsen an.

Vermehrung

Nur durch Aussaat möglich. Die ursprünglich subtropische Pflanze keimt nur bei Wärme gut.

Ernte und Aufbewahrung

Pflücken Sie Stängel und Blätter je nach Bedarf bis zum Einbruch der ersten Kälte. Basilikum verliert sein typisches Aroma im getrockneten oder gefrorenen Zustand. Bereiten Sie deshalb eine Paste aus zerdrückten Blättern zu. Anschließend fügt man Olivenöl hinzu, um die Kräuter zu bedecken, und füllt in ein kleines Gefäß ab, das im Kühlschrank aufbewahrt wird. Wichtig: Die Basilikumpaste muss immer mit einem Olivenölfilm bedeckt bleiben.

Verwendung

Basilikum ist das klassische Gewürz des Südens. Geben Sie es frisch und ungekocht an Tomatensalate, Pasta, ferner an Saucen zu Fisch-, Fleisch-, Eier- und Reisgerichten. Auch gekochtes Basilikum entfaltet sein starkes Aroma.

Medizinische Wirkung

Gegen Infektionen, aromatisch, verdauungsfördernd, leicht beruhigend.

Tradition

Der Name Basilikum leitet sich vom griechischen *basileus*, „König“, ab. In Indien ist die Pflanze heilig und wird Krishna und Vishnu als Opfergabe gebracht.

Einst legte man Basilikum auf die Brust von Verstorbenen, um ihnen zu helfen, das Tor zum Paradies zu öffnen.

In Italien stellten die jungen Mädchen abends einen Topf Basilikum auf den Fenstersims, um ihrem Liebhaber zu zeigen, dass ein nächtlicher Besuch erwünscht sei.

REZEPT

Ananas mit Basilikum

Schneiden Sie eine frische Ananas in kleine Stücke und geben Sie ein großes Büschel fein geschnittene Basilikumblätter hinzu. Vor dem Verzehr einige Stunden kühl stellen. Ein erstaunliches Geschmackserlebnis, das mehr als nur einen Feinschmecker verzaubert hat.

Bohnenkraut

Lippenblütler *Satureja hortensis*
Sommerbohnenkraut, Einjähriges Bohnenkraut, Weinkraut
Bergbohnenkraut, Winterbohnenkraut *Satureja montana*

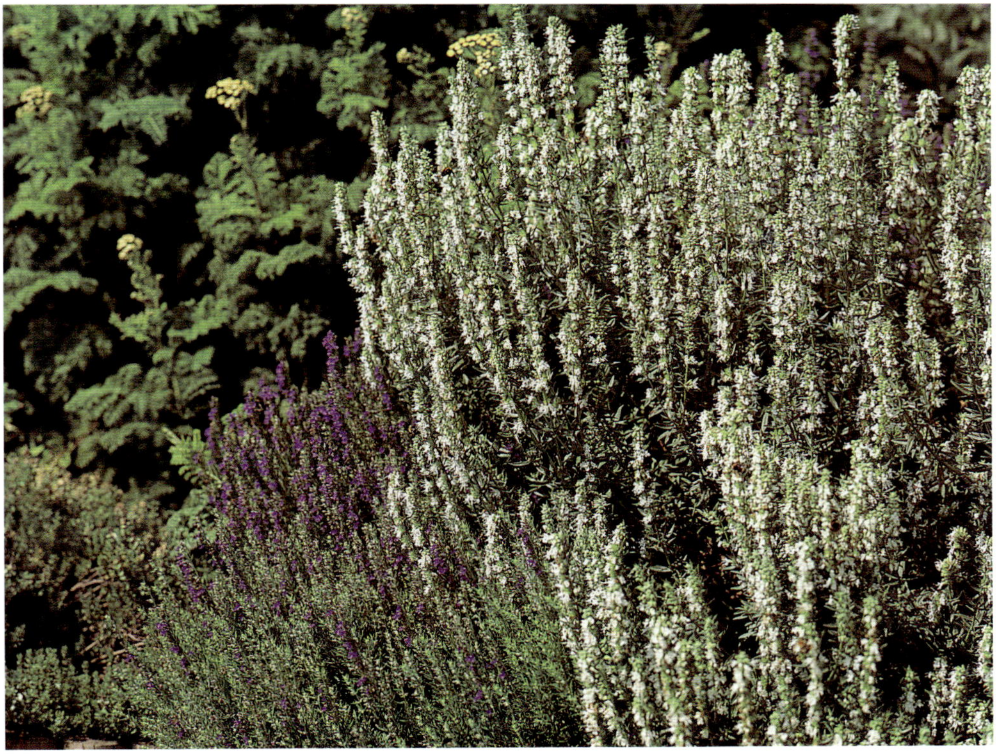

Sommer- und Bergbohnenkraut sind vom Aroma sehr ähnlich, unterscheiden sich aber ansonsten in vielen Punkten. Sommerbohnenkraut ist eine einjährige Pflanze mit krautigen, behaarten, 30 – 40 cm hohen Trieben, die leuchtend grüne gegenständige Blätter tragen. Die ungestielten, weißen oder blassrosa Blüten stehen in Quirlen in den Blattachseln und erscheinen den ganzen Sommer über bis zum ersten Frost. Die Pflanze hat ein zarteres und feineres Aroma als Bergbohnenkraut.

Berg- oder Winterbohnenkraut ist eine halbimmergrüne, winterharte Staude mit kompaktem Wuchs. Die stark verzweigten Triebe sind in Bodennähe verholzt und tragen ledrige, längliche dunkelgrüne Blätter. Die weißen oder violetten Blüten stehen in länglichen Blütenständen an den Triebspitzen. Winterbohnenkraut hat einen kräftigen und intensiven, leicht scharfen Geschmack.

Bohnenkraut-Tee hilft häufig bei leichten Magenverstimmungen. Er kann bei Halsschmerzen auch zum Gurgeln verwendet werden.

Bohnenkraut wirkt anregend und wurde in früheren Arzneibüchern deshalb gegen Impotenz und sexuelle Lustlosigkeit empfohlen.

Kultivierung

Beide Bohnenkrautarten lieben leichten, trockenen, durchlässigen, auch kalkhaltigen Boden sowie sonnige Standorte. Sie gedeihen nicht nur im Kräutergarten, sondern auch auf einem bewachsenen Mäuerchen oder im Steingarten.

Winterbohnenkraut benötigt weniger Feuchtigkeit als Sommerbohnenkraut, doch seine Wurzeln vertragen keine feuchte Kälte. Vor allem die Jungpflanzen des Bergbohnenkrautes sollten gegossen werden. Wenn die Pflanze in der Mitte kahl wird, häufelt man sie mit Erde an und bewässert. Sie bildet dann rasch neue Schösslinge. Die Topfhaltung bietet den Vorteil, dass man die Pflanzen in sehr strengen Wintern an einen wärmeren Ort bringen kann.

Vermehrung

Bohnenkraut lässt sich leicht durch Aussaat vermehren. Das Saatgut sollte allerdings nicht zu alt sein, da die Samen ihre Keimfähigkeit nach einem Jahr teilweise verlieren. Sommerbohnenkraut keimt schneller und zuverlässiger als Winterbohnenkraut. Die Samen werden mit sehr wenig Erde bedeckt und müssen anschließend gut feucht gehalten werden. Im Frühling werden die Jungpflanzen im Abstand von 25 cm ausgepflanzt. Im Sommer können Sie Bohnenkraut auch durch Kopfstecklinge vermehren.

Ernte und Aufbewahrung

Sommerbohnenkraut wird während des ganzen Sommers geerntet, Winterbohnenkraut sogar ganzjährig. Durch regelmäßiges Entspitzen der Triebe wird die Pflanze ständig zur Neubildung von Trieben angeregt und somit die Ernte verlängert. Wenn die Pflanze blüht, schneidet man sie bis kurz über dem Boden zurück. Stängel und Blätter werden an einem dunklen Ort getrocknet und luftdicht aufbewahrt.

▼ Die Zweige müssen geerntet werden, wenn die ersten Blüten sich öffnen.

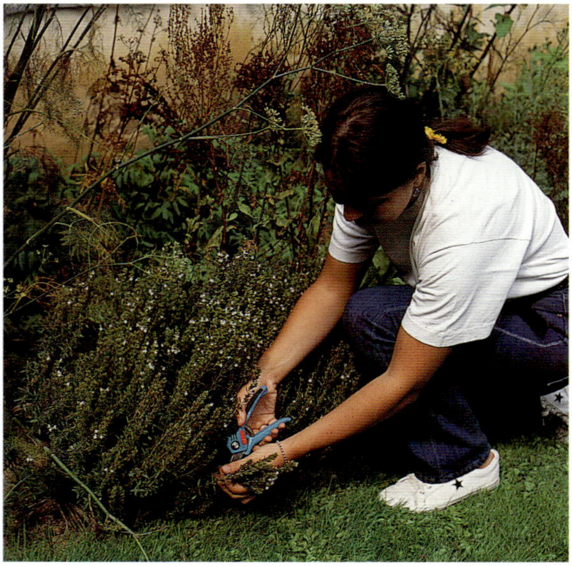

Verwendung

Bohnenkraut passt gut zu Hülsenfrüchten. Das Gewürz verfeinert das Gemüse nicht nur, sondern verhindert auch die häufig mit Hülsenfrüchten einhergehenden Blähungen. Bohnenkraut schmeckt außerdem vorzüglich zu Ragouts, Schweinebraten, Kaninchen, Hammel, Suppen, Marinaden, gebackenem oder gegrilltem Fisch und sogar zu Pizza.

Der aromatische Geschmack von Bohnenkraut passt ebenfalls zu Gurken, Tomatensauce oder gegrilltem Ziegenkäse. Lange abgehangenes Wild wird selbst von empfindlichen Mägen vertragen, wenn es mit Bohnenkraut zubereitet wird.

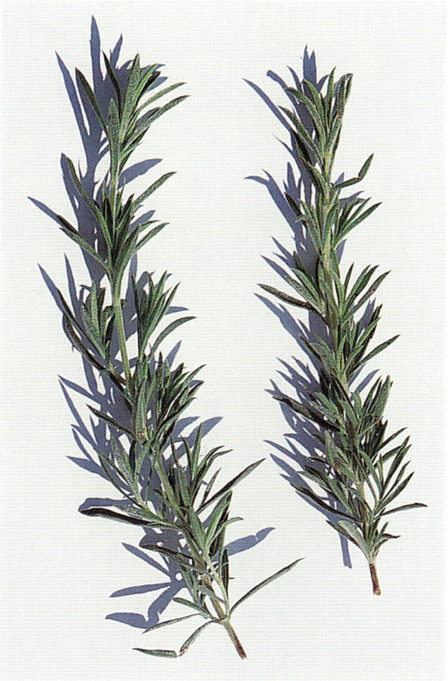

▲ Das ätherische Öl aus Bohnenkrautblättern besitzt antiseptische und anregende Eigenschaften.

Medizinische Wirkung

Verdauungsfördernd, anregend, beruhigend (bei Krämpfen und Magenverstimmungen).

Tradition

Der lateinische Name der Pflanze *Satureja* ist von den „Satyrn" abgeleitet, den ziegenähnlichen Waldgeistern der griechischen Mythologie.

Die Römer verwendeten (und überdosierten!) Bohnenkraut in der Küche und würzten damit beispielsweise Essig.

Bereits der Dichter Vergil empfahl, das als Honigblume bekannte Bohnenkraut in der Nähe von Bienenstöcken zu ziehen. Die Pflanze verleiht dem Honig ein leichtes, sehr spezielles Aroma.

Jahrhundertelang standen die beiden Bohnenkrautarten im Ruf, sexuelles Verlangen zu beeinflussen: Winterbohnenkraut beruhigt angeblich Unermüdliche, das beliebtere Sommerbohnenkraut wirkt gerüchteweise aphrodisierend.

Bohnenkraut stammt aus der Mittelmeerregion und wird seit über 2 000 Jahren als Gewürz verwendet. Vor der Ankunft von Pfeffer und Chilischoten war in Europa die Pflanze lange eines der schärfsten Gewürze.

Das markante Aroma von Bergbohnenkraut passt gut zum ausgeprägten Geschmack von Pasteten und Wildbraten.

REZEPT

Provenzalischer Kichererbsen-Salat

Vermischen Sie eine Dose gekochter Kichererbsen mit schwarzen Oliven, Kapern, Thunfischstücken und einem Bund fein gehacktem, frischem Bohnenkraut. Würzen Sie nun mit Olivenöl, Essig, Salz und Pfeffer und verzieren Sie den Salat unter Umständen mit einem hart gekochten Ei und Sardellenfilets.

Borretsch

Raublattgewächse *Borago officinalis*
Gurkenkraut, Blauhimmelstern, Borgel, Herzblume

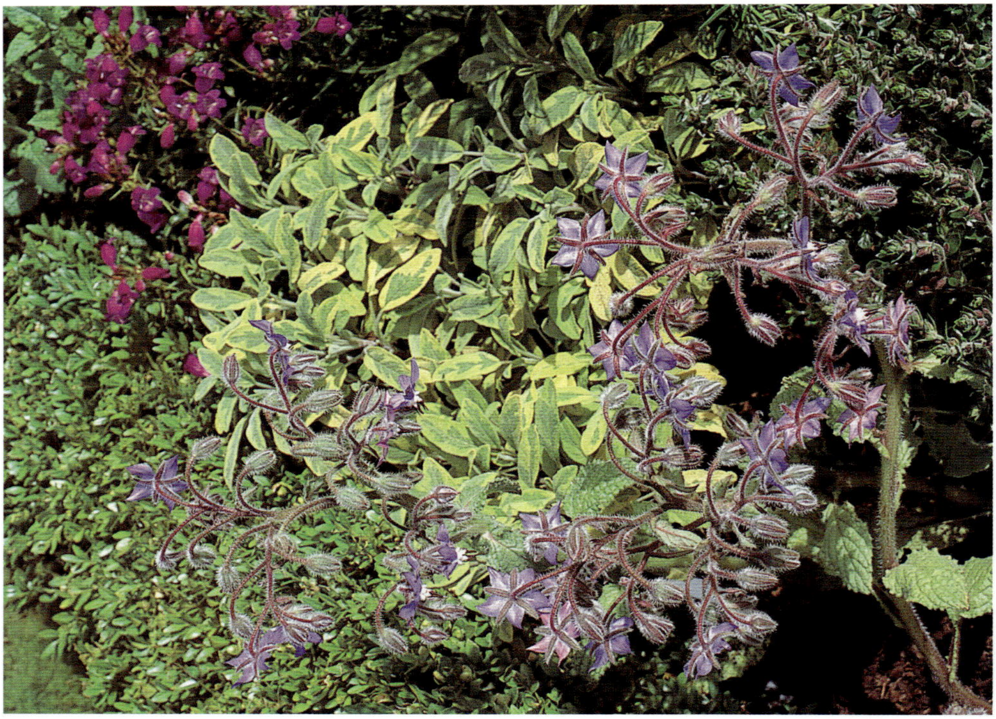

Einjährige, 50–70 cm hohe Pflanze mit hohlen Stängeln und ovalen Blättern, die mit feinen, weißen Haaren bedeckt sind. Die Pflanze trägt im Sommer himmelblaue sternförmige Blüten mit fünf Blütenblättern. Die hübsche Sorte 'Alba' ist weißblühend.

Borretsch ist eine robuste Pflanze, die schnell im Garten heimisch wird und sich selbst aussät.

Kultivierung

Die Samen werden im Frühjahr in Reihen mit 40 cm Abstand ausgesät; auch im Topf angezogener Borretsch kann an einem sonnigen Standort ausgepflanzt werden. Lassen Sie ausreichend Platz für die kräftige Pfahlwurzel und die ausladenden Triebe der Pflanze. Man rechnet mit 50–60 cm Abstand zwischen den Pflanzen. Arbeiten Sie einen Volldünger ein. Eine Mulchschicht um die Pflanzen herum vermeidet unnötiges Jäten. Durch regelmäßiges Entspitzen erhalten Sie buschige, gut verzweigte Pflanzen.

Vermehrung

Borretsch sät sich allein und reichlich aus und kann daher sehr viel Platz im Garten beanspruchen. Das Umpflanzen gelingt am besten bei sehr jungen Pflänzchen.

Ernte und Aufbewahrung

Die jungen Blätter schmecken nach Gurke und werden ungekocht verwendet, ältere Blätter werden wie Spinat zubereitet. Auch die geschälten und in Teile geschnittenen Stängel sind gekocht ein schmackhaftes Gericht. Die hübschen blauen Blüten dienen zur Dekoration von Salaten und Getränken und werden sogar in Eiswürfeln eingefroren. Diese bereitet man mit abgekochtem Wasser zu, sodass sie durchsichtig bleiben (Leitungswasser wird in gefrorenem Zustand milchig).

Borretsch lässt sich weder trocknen noch einfrieren. Nur wenn man ihn mit Essig ansetzt, kann man sein Aroma wirklich konservieren.

Verwendung

Die pelzig-rauen Blätter haben manchmal einen unangenehmen Geschmack. Wenn Sie die Blätter ganz fein schneiden, können Sie diesen vermeiden. Man gibt die Blüten erst im letzten Moment in den Salat, da sie schnell vertrocknen und ihre Farbe verlieren.

Medizinische Wirkung

Harntreibend und reizlindernd, stimmungsaufhellend, „blutreinigend“. Die zerdrückten Blätter werden als Kompresse bei leichten Hautentzündungen eingesetzt. Der Aufguss ist schweißtreibend (bei Atemwegsbeschwerden). Zu viel Borretsch ist allerdings, aufgrund der Inhaltsstoffe, nicht empfehlenswert.

▼ Die essbaren Blätter und Blüten des Borretschs sind nicht nur ein Genuss für den Gaumen, sondern auch ein Blickfang im Garten.

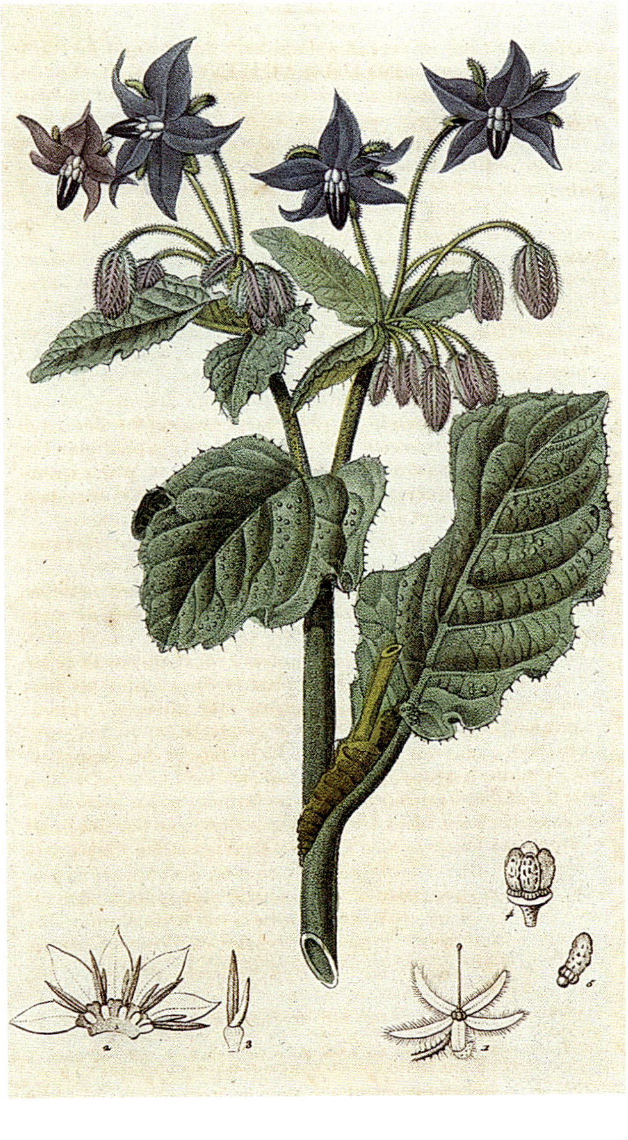

▶ Borretschblüten ziehen Bienen an, die im Gemüsegarten bei der Bestäubung helfen (zum Beispiel bei Bohnen, Erbsen und Tomaten).

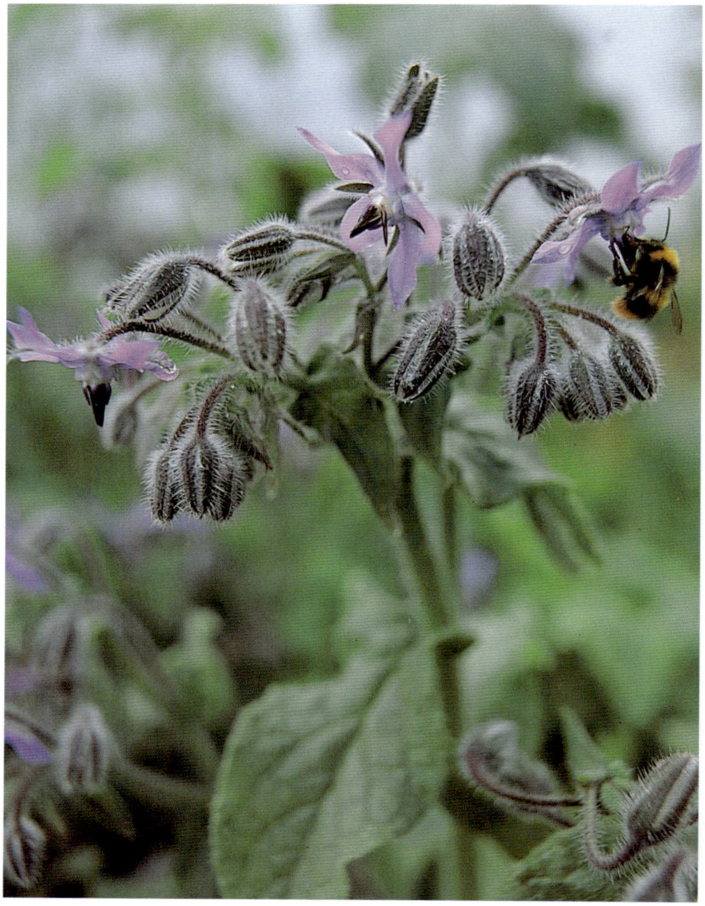

- Eine Hand voll Borretschblätter gibt Fonds oder Saucengerichten einen feinen, köstlichen Geschmack.
- Borretschsuppe wird wie Sauerampfersuppe zubereitet, wenn möglich mit etwas Geflügelbouillon und Crème fraîche.
- Borretsch zieht Bienen an. Einige Pflanzen zwischen Ihren Obst- und Gemüsereihen sorgen für einen guten Fruchtansatz.

Tradition

Um schüchternen jungen Leuten bei ihren Liebesgeständnissen zu helfen, mischte man einst angeblich einige Borretschblätter in ihr Getränk.

Die Römer verbreiteten Borretsch in ganz Europa und prägten das Sprichwort *Ego borago gaudia semper ago* („Ich, Borretsch, bringe immer Freude") Schon in der traditionellen Gartenkunde wusste man, dass Borretsch das Gedeihen zahlreicher anderer Pflanzen, wie zum Beispiel der Erdbeere, begünstigt.

REZEPT

Borretschblüten-Wein

Man erntet Borretschblüten (50 g im getrockneten Zustand), zerkleinert sie und legt sie zehn Tage in trockenem Weißwein ein. Durch ein Sieb abgießen und Zucker je nach Geschmack hinzufügen. Anschließend wird in Flaschen abgefüllt. Bis zum Verzehr drei Monate lagern.

Dill

Doldenblütler *Anethum graveolens*
Gurkenkraut, Blähkraut, Dillich, Gurkenkümmel

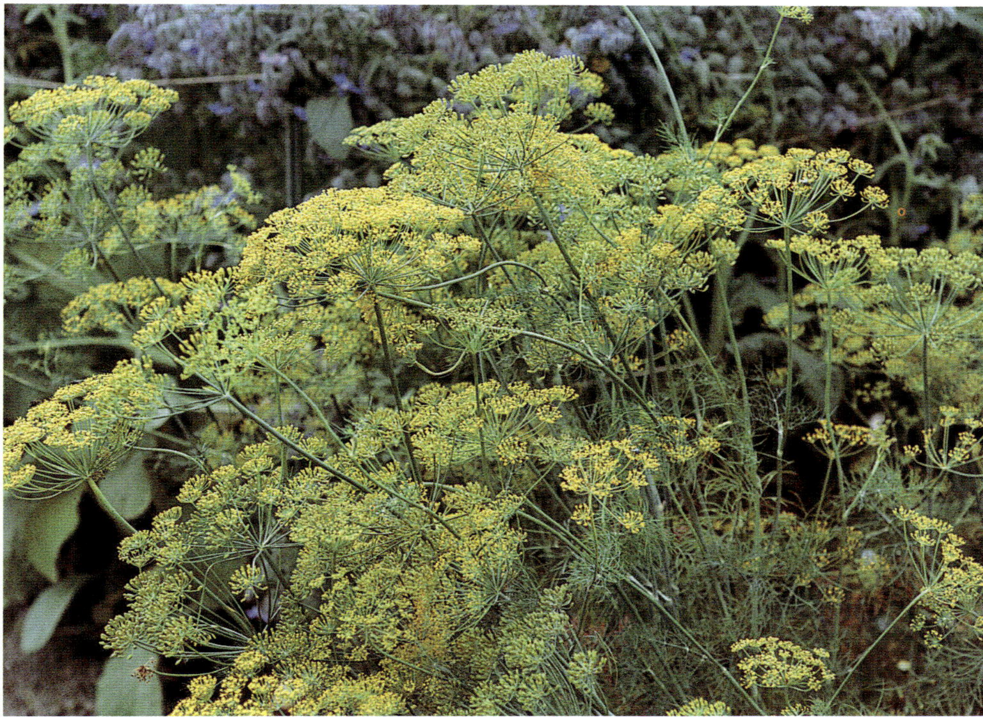

Der einjährige Dill erinnert im Aussehen sehr stark an Fenchel, ist allerdings kleiner (70 – 90 cm). Wie Fenchel besitzt er stark gefiederte Blätter mit anisartigem Duft. Die gelben Blüten, die von Juli bis September erscheinen und in Doppeldolden stehen erinnern ebenfalls an Fenchel.

Kultivierung

Die Pflanze liebt volle Sonne und durchlässige, aber eher nährstoffarme Böden. Am besten wird Dill in Folgesaaten von Frühlingsanfang bis zum Spätsommer angebaut, sodass man über einen längeren Zeitraum ernten kann. Die einjährige Pflanze sollte frisch und jung verzehrt werden. Dill kann Trockenheit gut vertragen; Sie sollten ihn trotzdem gießen, damit er nicht zu schnell blüht und Samen bildet.

Dill ist ein guter Begleiter in Kohl-, Zwiebel- und Salatpflanzungen.

Vermehrung

Sobald sich der Boden im Frühling gut erwärmt hat, säen Sie in breitem Abstand, um später keine zu dicht stehenden

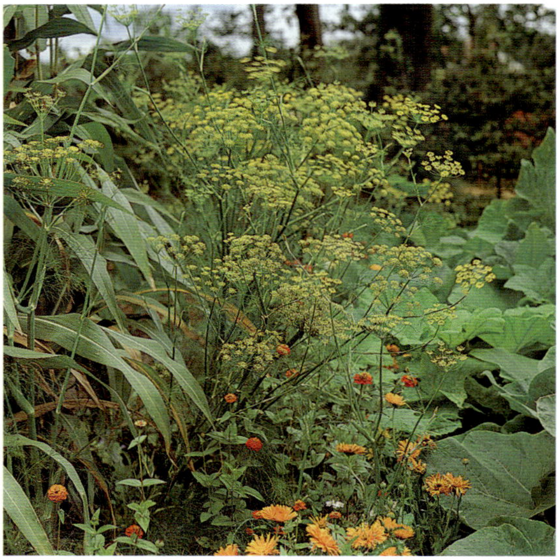

▲ Dillblüten – ein Blickfang im Gemüsegarten

Jungpflanzen auslichten zu müssen. In Töpfen vorgezogene Pflanzen müssen so schnell wie möglich umgepflanzt werden, da ihre Pfahlwurzel später nur schwer wieder anwächst. Reife Samen bleiben drei Jahre lang keimfähig.

Ernte und Aufbewahrung

Kürzen Sie die Triebspitzen der jungen Pflanzen ein, sodass sie sich stärker verzweigen. Anschließend können Sie die frischen Blätter je nach Bedarf ernten. Im Spätsommer bindet man eine Papiertüte um die noch nicht völlig ausgereiften Fruchtstände, um unkontrollierte Aussaat und ein Verwildern der Pflanze zu vermeiden. Dill verliert sein Aroma in getrocknetem und gefrorenem Zustand.

Verwendung

Dill wird in der skandinavischen und osteuropäischen Küche sehr häufig als Gewürz verwendet. Seine fein gehackten Blätter verfeinern Salate und Saucen, die zu Fischgerichten (Lachs, Hering) gereicht werden, passen aber auch zu Käse, Gemüse und Kartoffeln.

Ganze und gemahlene Samen dienen zum Würzen einiger Brotsorten, vor allem aber für Hackfleischgerichte, Rot- und Grünkohl sowie für sauer eingelegte Gurken.

Medizinische Wirkung

Beruhigend, verdauungsfördernd, blähungstreibend.

Tradition

Bereits im Kräutergarten der Griechen und Römer hatte Dill einen wichtigen Platz. Ruhmreiche Helden und Sieger wurden mit Dill bekränzt, und bei Banketten wurden Sträuße mit Dillblüten aufgehängt.

Dill schmeckt frisch gepflückt besser. Ein warmes Gericht wird deshalb erst im letzten Moment mit Dill verfeinert, da er sonst beim Kochen sein Aroma verliert.

REZEPT

Frische Dillsauce

Vermischen Sie einen Naturjoghurt mit einem Suppenlöffel starkem Senf, drei Suppenlöffeln fein gehacktem Dill und etwas Salz und Pfeffer. Diese kalte Sauce passt gut zu gedünstetem Fisch und Gemüse.

Engelwurz

Doldenblütler *Angelica archangelica*
Angelika, Erzengelwurz, Brustwurz, Heiligenbitter

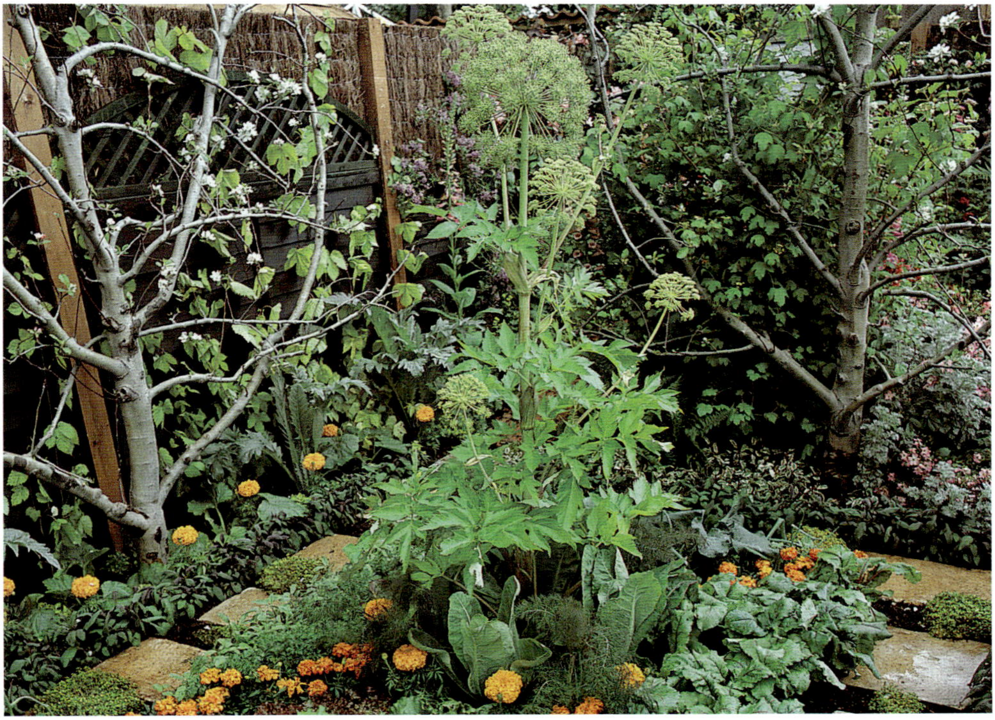

Engelwurz kann 2–3 Meter hoch werden und gilt als zweijährige Pflanze. Sie stirbt nach der ersten Blüte ab, doch bis dahin können zwei bis vier Jahre vergehen. Ihre leuchtend grünen Blätter sind aromatisch und duften stark. Die gelbgrünen Blütendolden entwickeln sich im Juni/Juli und bilden später hellgrüne Samen.

Kultivierung

Engelwurz liebt tiefen, nährstoffreichen und durchlässigen Boden und gedeiht an sonnigen Standorten sowie im Halbschatten. Wegen ihrer starken Pfahlwurzel lässt sie sich nur schwer umpflanzen, sobald sie einmal gut angewachsen ist. Der Pflanzabstand beträgt 75–100 cm. Engelwurz benötigt sehr viel Platz und sollte deshalb nicht im Topf gezogen werden.

Nach der Pflanzung muss ausgiebig gegossen werden, später sollten Sie den Boden frisch, aber nicht zu nass halten. In windigen Gegenden muss die Pflanze gestützt werden.

Engelwurz ist besonders an Teichen sehr dekorativ. Versorgen Sie die Erde in und um das Pflanzloch mit Hornspänen und Kompost.

Vermehrung

Die reifen Samen werden im Sommer und Herbst ausgesät; frisches Saatgut keimt sehr viel besser! Man setzt die Jungpflänzchen später in Anzuchttöpfe und pflanzt sie im folgenden Frühjahr ins Freiland.

Ernte und Aufbewahrung

Ernten Sie die jungen Stängel im Frühling, bevor sie zu faserig werden.

Die Blätter können vor der Blüte kontinuierlich gepflückt und anschließend getrocknet werden.

Zur Samenernte bindet man eine luftdurchlässige Papiertüte um den Blütenstand. Sobald die Samen sich von den Blütenstielen lösen, schneidet man die Stängel ab und schüttelt die Tüte, damit die reifen Samen abfallen.

▼ Reife Engelwurz-Samen, die bald abfallen werden. Schnell ernten!

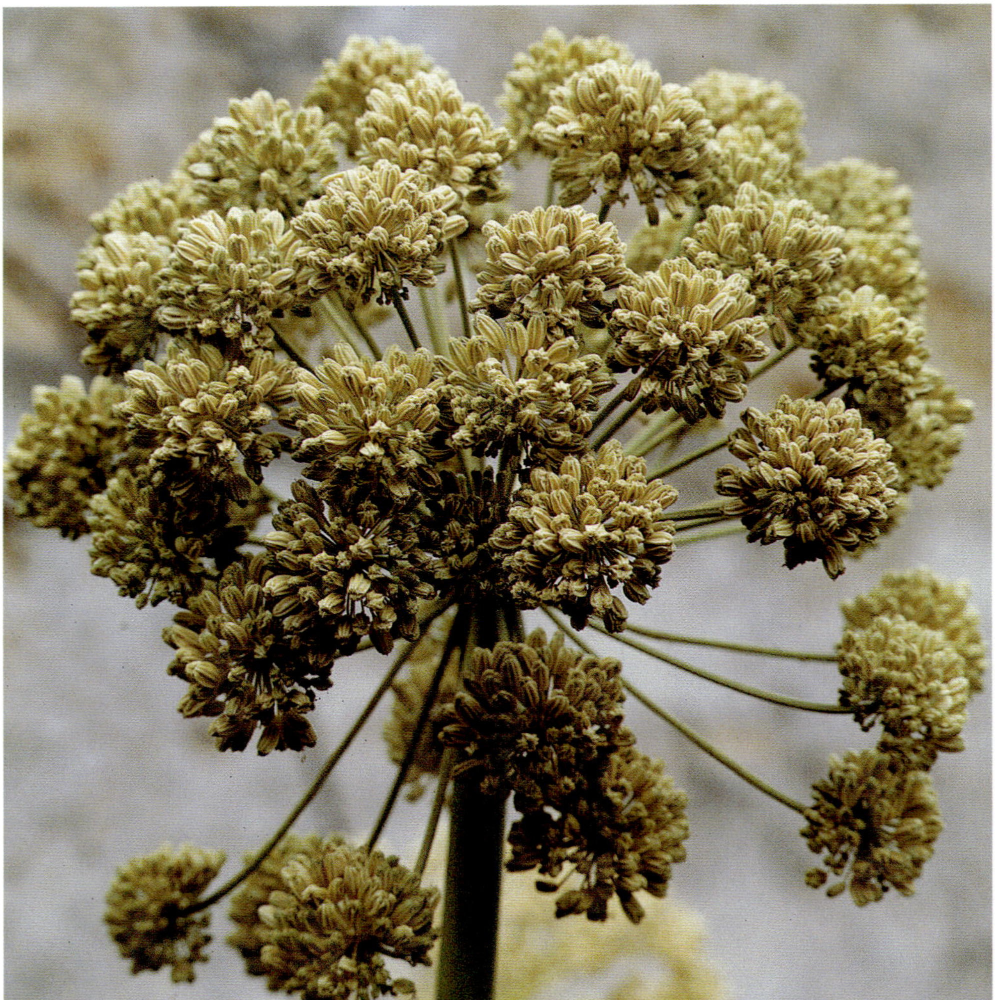

Verwendung

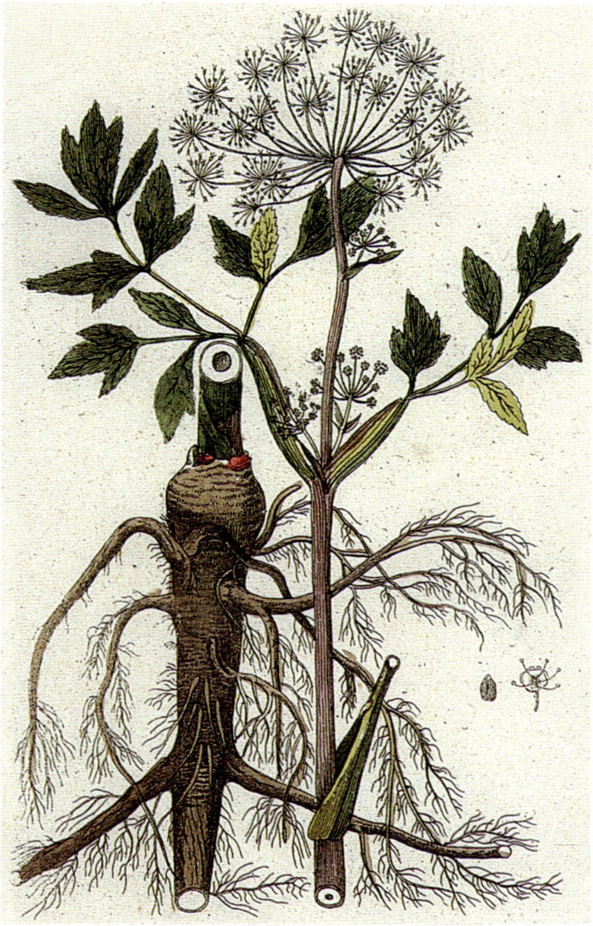

▲ Die gekochte Wurzel der Pflanze ergibt ein ausgefallenes Gemüsegericht.

Kandierte Engelwurzstängel werden gerne zum Backen von Napfkuchen und anderen Kuchen verwendet. Die frischen, fein gehackten Blätter sind köstlich in Salaten und auf Rohkostplatten; man nutzt sie zum Aromatisieren von Cremes und Desserts, gibt sie aber auch in Bouillon zum Kochen von Fisch und Meeresfrüchten. Die Samen dienen als Basis für einen vorzüglichen Likör und können auch in Kräutertees verwendet werden.

Medizinische Wirkung

Kräftigend, anregend, appetitanregend, „blutreinigend", menstruationsfördernd, blähungstreibend, schweißtreibend, fördert das Abhusten.

Tradition

Angeblich blüht diese Pflanze am 8. Mai, dem Tag der Erscheinung des Erzengels Michael auf dem Monte Gargano, wodurch die Pflanze zu ihrem lateinischen Namen Angelica Archangelica kam. Ein Name, der die magischen Kräfte der Engelwurz als Schutz gegen Krankheiten betont.

REZEPT

Kandierte Engelwurz-Stängel

Entblättern Sie die Stängel und schneiden Sie sie in 10 cm lange Teile, bis Sie insgesamt 400 g erhalten. Aus 300 g Zucker und 400 ml Wasser bereiten Sie nun einen Sirup, gießen ihn über die Engelwurz-Stängel, bis diese vollständig bedeckt sind, und lassen sie 24 Stunden stehen. Anschließend kochen Sie die Mischung wieder auf und lassen sie erneut 24 Stunden ziehen. Dieses Vorgehen muss noch zwei- bis dreimal wiederholt werden, bis die Stängel gänzlich kandiert und kräftig grün gefärbt sind. Lassen Sie die Stängel abtropfen und auf einem Gitter trocknen. Mit Puderzucker bestreuen und in einer luftdichten Dose aufbewahren.

In manchen Ländern wird Engelwurz als köstlicher Salat verzehrt: Brühen Sie die jungen Triebe ab und kochen Sie die Wurzeln wie junges Gemüse.

Estragon

Korbblütler *Artemisia dracunculus*
Französischer Estragon, Dragun, Trabenkraut

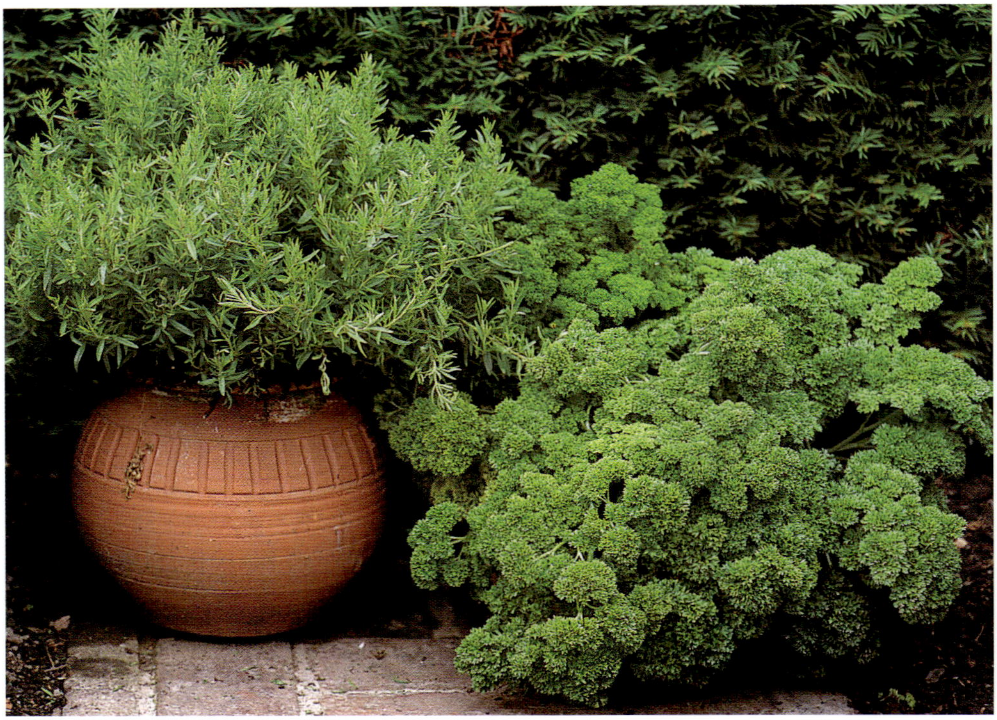

Estragon ist eine 50–80 cm hohe, buschige Staude mit schmalen, dunkelgrünen Blättern auf aufrechten Trieben. Im Sommer entwickelt sich manchmal ein grünlicher Blütenstand, der allerdings keine Samen bildet.

Kultivierung

Estragon gedeiht auf frischen und durchlässigen Böden und bevorzugt sonnige Standorte. Er verträgt auch leichten Schatten, jedoch keinen Kalkboden.

Entspitzen Sie die Haupttriebe, sodass sich die Pflanze gut verzweigt. Im ersten Jahr sollte man nicht zu viele Blätter und Jungtriebe ernten. Bei Frosteinbruch wird Estragon bis auf wenige Zentimeter über dem Boden zurückgeschnitten und mit einer Mulchschicht bedeckt.

Der winterharte Russische Estragon bildet fruchtbare Blütenstände und kann somit durch Samen vermehrt werden. Das Aroma der Blätter ist allerdings deutlich schwächer.

Vermehrung

Da die Pflanze keine Samen bildet, kann sie nur durch Wurzeltriebe oder Wurzelteilung vermehrt werden. Dies sollte möglichst zu Beginn des Frühjahrs geschehen und die abgetrennten Wurzelstücke müssen sofort eingepflanzt werden, damit sie nicht austrocknen.

Im Sommer können Sie die Stecklinge von den Haupttrieben nehmen und sie in Anzuchttöpfen an einem vor Sonne geschützten Ort kultivieren. Gießen ist sehr wichtig. Sobald die Stecklinge gut bewurzelt sind, können sie ausgepflanzt werden.

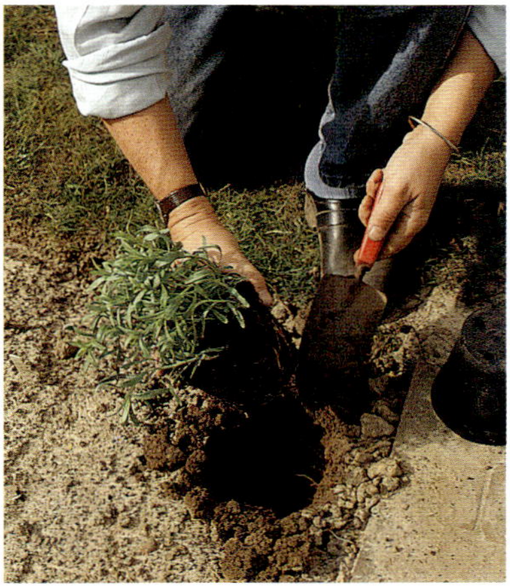

▲ Nutzen Sie die ersten sonnigen Tage des Jahres und setzen Sie eine Estragonpflanze im Gemüsegarten.

Ernte und Aufbewahrung

Die frischen Blätter können je nach Bedarf geerntet werden. Getrockneter Estragon hat einen faden Geschmack und das gefrorene Kraut verliert ebenfalls den Großteil seiner Aromen. Estragonbutter lässt sich allerdings sehr lange aufbewahren, zum Beispiel in der Gefriertruhe. Man kann außerdem Estragonessig in Flaschen ansetzen. Mit Öl oder Weißwein bedeckte Blätter lassen sich ferner gut im Kühlschrank konservieren.

Verwendung

Estragon ist eines der wichtigsten Gewürze der französischen Küche. Das ausgeprägte und kräftige, doch stets feine und raffinierte Aroma lässt sich vielfältig einsetzen, zum Beispiel bei Cornichons oder anderem Essiggemüse (Pickles), einfachen Vinaigrette-Saucen, bei Kräutermayonnaise oder Eiern in Gelee, Omelettes und Hackfleisch.

Medizinische Wirkung

Appetitanregend, verdauungsfördernd, harntreibend, gegen Vitamin-C-Mangel, menstruationsfördernd, gegen Gelenkentzündungen.

Tradition

In der Französischen Sprache des 16. Jahrhunderts bedeutet *estragon* „kleiner Drache“, nach seinen Wurzeln, die sich unter der Erde schlängeln.

Im Mittelalter trugen die Pilger etwas Estragon in ihren Schuhen, um unangenehmen Begegnungen vorzubeugen.

REZEPT

Estragonessig

Stecken Sie einen schönen Estragonzweig in eine leere Flasche. Gießen Sie aufgewärmten Weißweinessig über die Blätter, bis diese vollständig bedeckt sind. Verschließen Sie die Flasche und lassen Sie den Essig drei Monate lang bis zum Verzehr ziehen.

Estragonaroma erinnert schwach an Anis; wegen seines kräftigen Geschmacks sollte man daher jedes Gericht zurückhaltend würzen. Bei Geflügel reicht es, vor dem Kochen einige Blätter unter die Haut zu schieben.

Fenchel

Doldenblütler *Foeniculum vulgare*
Fenikel, Frauenfenchel, Brotsamen, Femis

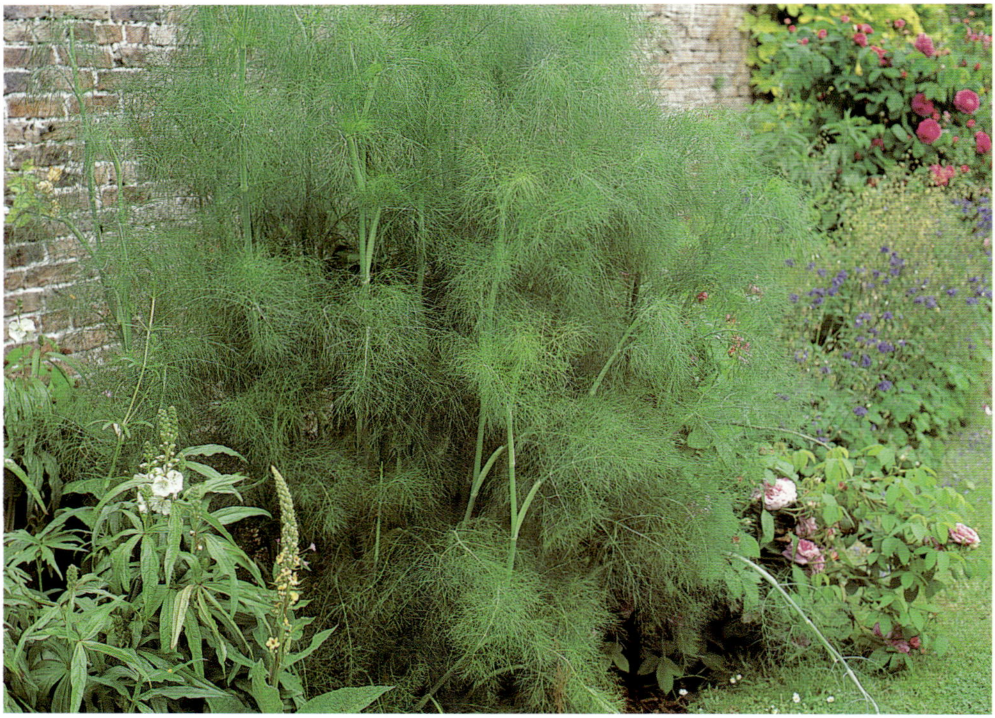

Fenchel ist eine winterharte, stark wuchernde Halbstaude. Die aufrechten, über 1,20 m hohen Triebe tragen zarte, stark gefiederte Blätter, die über eine auffällige Blattscheide mit dem Stängel verwachsen sind. Die gelben Blüten erscheinen im Sommer und stehen in Dolden; die flach eiförmigen gelbbraunen Samen sind längs gerippt.

■ Die Blätter der Sorte 'Purpureum' sind bräunlich und bilden einen Blickfang in jedem Blumenbeet.
■ Fenchelgrün lockert jeden Strauß mit Sommerblumen auf (zum Beispiel Dahlien oder Astern).

Kultivierung

Fenchel stammt aus dem Mittelmeergebiet und liebt daher durchlässigen und eher trockenen Boden sowie sonnige Standorte. Er gedeiht auch auf Kalkböden und sät sich an geeigneten Standorten selbst aus. Sie können die Jungpflanzen ins Freie setzen oder Fenchel aussäen; zu Beginn muss gut bewässert werden. Später benötigen die Pflanzen keine besondere Pflege, jedoch ausreichend Platz, um sich ausbreiten zu können.

Entfernen Sie die Blütenknospen, um möglichst lange frische Blätter ernten zu können.

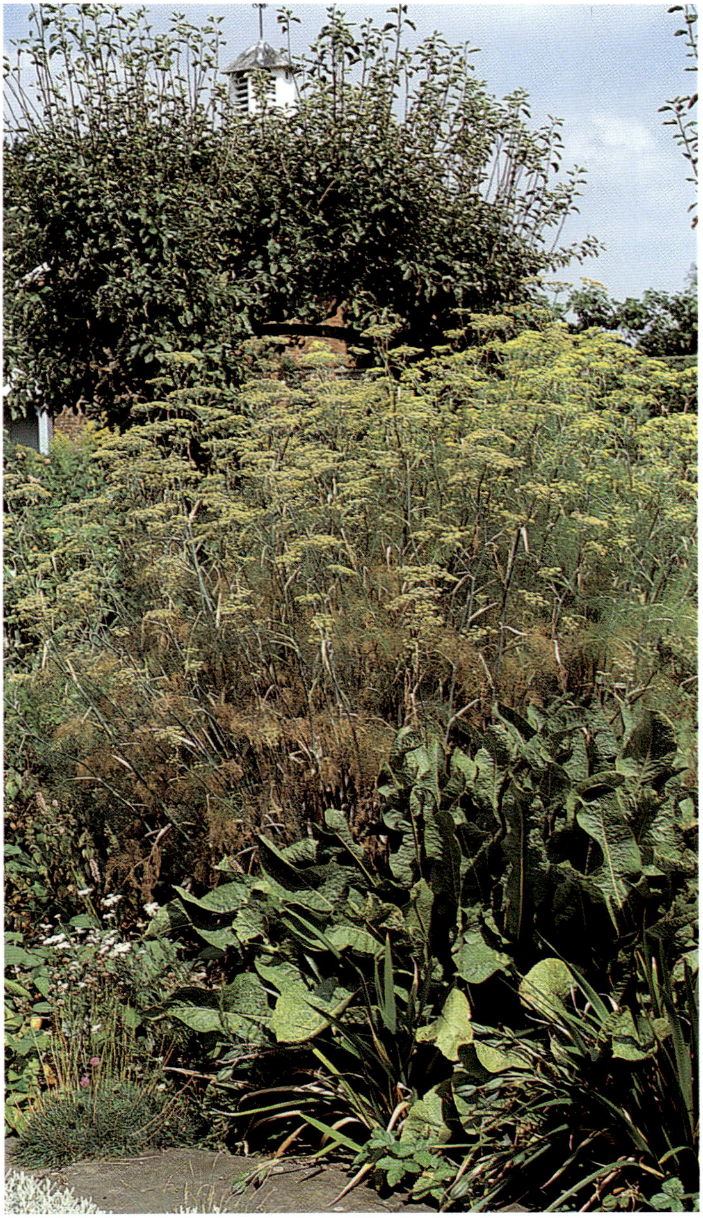

◀ Die Sorte 'Purpureum', hier hinter einer Meerrettichpflanze, bildet dank ihrer Form und Farbe immer einen hübschen Kontrast.

Vermehrung

Säen Sie die frischen Samen im späten Frühjahr sobald sich der Boden erwärmt hat. Der Reihenabstand sollte 15 cm betragen. Bis zum Erscheinen der ersten Blätter (nach zwei oder drei Wochen) muss der Boden feucht gehalten werden. Zu dicht stehende Pflanzen werden ausgelichtet.

Fenchel lässt sich wegen seiner Pfahlwurzel schlecht umpflanzen. In warmen Gegenden können Sie auch im Herbst säen, sodass Sie schon im zeitigen Frühjahr ernten können.

- Die Samen entfalten ihr volles Aroma, wenn Sie sie erst vor dem Verzehr zerkleinern.
- Petersilie vergessen? Suppen und Salate lassen sich auch mit einigen zarten gehackten Fenchelblättern würzen.
- Gemüsefenchel, auch Italienischer Fenchel genannt (*Foeniculum vulgare var. azoricum*), ist zarter und süßer im Aroma. Vorzüglich schmecken seine Knollen.

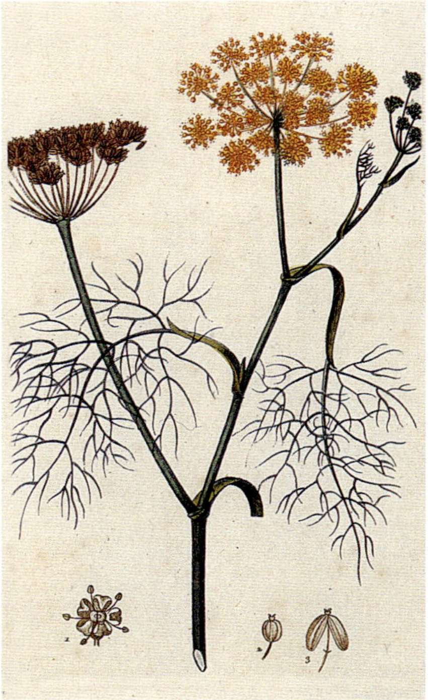

▲ Zarte Fenchelblätter mit Blüten und Samen

Ernte und Aufbewahrung

Die frischen Blätter können den ganzen Sommer lang geerntet werden. Die Stängel werden für den Winter getrocknet. Bewahren Sie die Samen in einem luftdichten Gefäß an einem dunklen Standort auf.

Verwendung

Fenchel passt sehr gut zu Fisch und Meeresfrüchten, zu Bouillon, Saucen und Cremes.

Er schmeckt außerdem sehr gut zu Schweinefleisch, weißem Fleisch, zu Marinaden sowie Fleisch- und Gemüsefüllungen. Fenchelsamen geben Brot, Wurstwaren, Kohlgerichten und Curryspeisen eine besonders würzige Note.

Medizinische Wirkung

Harntreibend, anregend, verdauungsfördernd, kräftigend, appetitanregend, beruhigend, blähungstreibend, menstruationsfördernd.

Tradition

Die alten Griechen glaubten, dass Schlangen durch den Verzehr von Fenchel besser sehen konnten, und verwendeten Fenchel deshalb als Augenheilmittel. Die Bezeichnung *foeniculum* stammt vom lateinischen *foenum* ab, was „Heu" bedeutet. Die Römer schätzten die jungen Fencheltriebe als besondere Köstlichkeit. Karl der Große war so begeistert von Fenchel, dass er ihn pflichtmäßig auf all seinen Gütern anbauen ließ.

Im Mittelalter war es besonders bei langen Gottesdiensten üblich, etwas Fenchelsamen mit in die Kirche zu nehmen, da die Samen den Hunger stillten. Ein Fenchelstrauß, den man am Johannistag (24. Juni) über die Tür hängte, verjagte angeblich die Hexen.

REZEPT

Gegrillte Makrele oder Forelle mit Fenchel

Füllen Sie einen Fisch mit einem Esslöffel fein gehackten Fenchelblättern und bestreichen Sie anschließend beide Seiten mit Öl. Würzen Sie mit Salz und Pfeffer und grillen Sie jede Seite fünf Minuten lang.
Falls Sie die Anisnote des Gerichtes noch unterstreichen wollen, gießen Sie einen Schuss Anislikör über den Fisch. Dazu reicht man Salat oder Salzkartoffeln.

Römische Kamille

Korbblütler *Chamaemelum nobile syn. Anthemis nobilis*
Große Kamille, Haarkamille, Kopfkamille

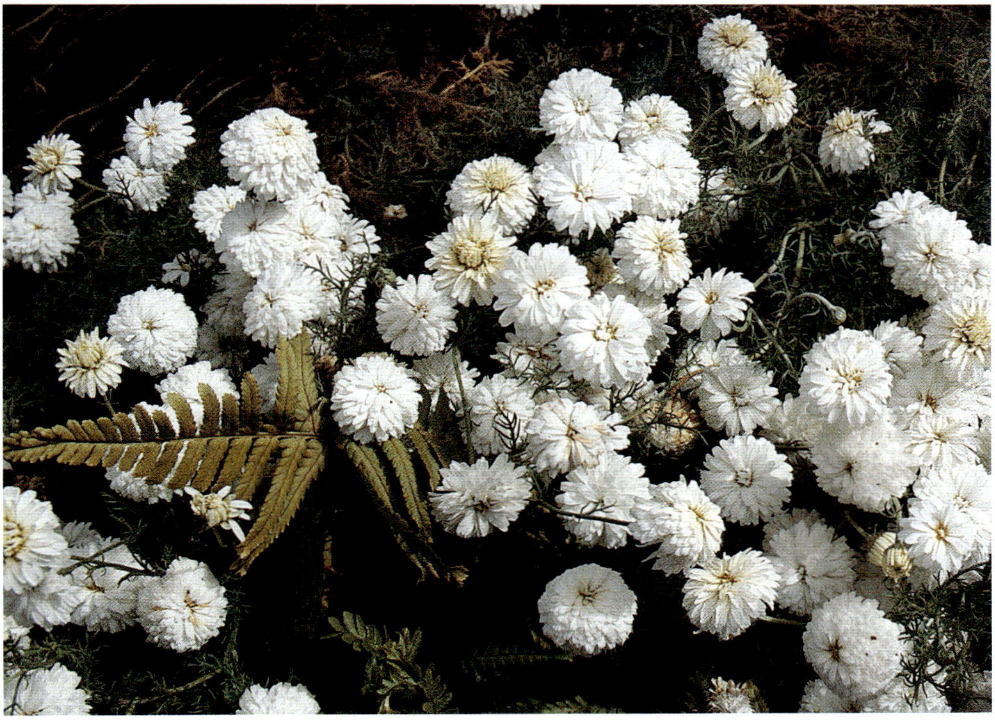

Die Römische Kamille ist eine kleine, 20 – 30 cm hohe, winterharte Staude. Sie hat hellgrüne, stark gefiederte Blätter und trägt im Sommer kleine, margeritenähnliche Blüten. Die ganze Pflanze duftet leicht nach Apfel.

Römische Kamille gedeiht im Garten gut neben Zwiebeln und Gurken.

Kultivierung

Römische Kamille bevorzugt leichte, durchlässige Böden und sonnige Standorte. Die Pflanze eignet sich gut für die vordere Reihe einer Blumenrabatte oder duftender Bodendecker mit einem Pflanzabstand von 20–30 cm zwischen den einzelnen Pflanzen. Wählen Sie die hübschere Variante 'Flore Pleno' mit ihren gefüllten und dichten Blüten.

Vermehrung

Eine Aussaat ist möglich, aber es ist einfacher, in Töpfen angezogene Jungpflanzen zu verwenden. Im Sommer bietet sich auch die Stecklingsvermehrung an. Die Sorte 'Flore Pleno' kann nur durch Stecklinge vermehrt werden.

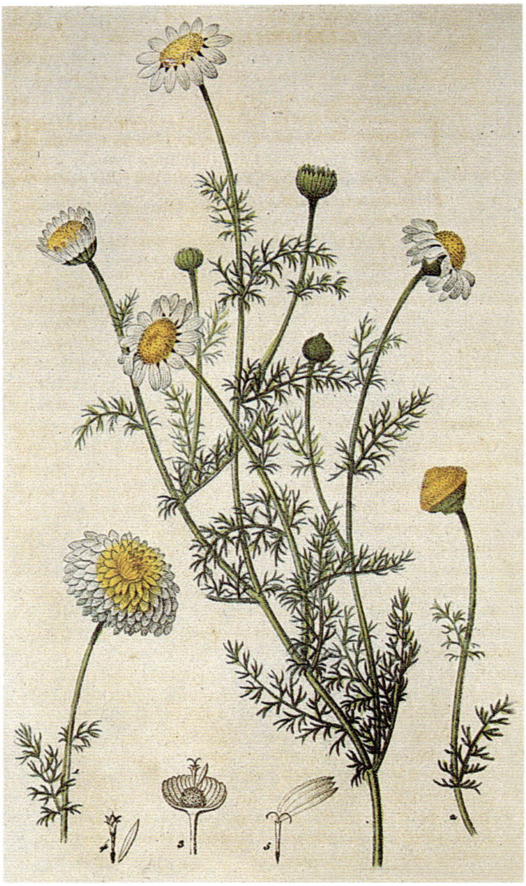

▲ Die schmerzlindernde Wirkung von Kamillentee bei allerlei Zipperlein ist sprichwörtlich.

Ernte und Aufbewahrung

Die Blätter können ganzjährig geerntet werden. Man pflückt die Blüten im Sommer zum Trocknen, wenn sich die Blütenblätter (Zungenblüten) nach hinten biegen. Sorgfältig getrocknete Kamillenblüten können in einer Blechschachtel auch länger aufbewahrt werden.

Hauptanbaugebiete für Kamille sind Süd- und Osteuropa. In Deutschland ist die Produktion zu teuer und daher nicht konkurrenzfähig.

Verwendung

Kamille wird klassisch als Beruhigungstee verwendet, außerdem für Bäder, als kräftigende Lotion für die Haut, in Potpourris und als Kompresse bei Erfrierungen oder Entzündungen der Augenlider. Eine Kamillenspülung verstärkt den Glanz heller Haare.

Medizinische Wirkung

Kräftigend, bitter (Magenbitter), aromatisch, magenstärkend, fiebersenkend, wurmtreibend, krampfstillend, beruhigend, entzündungshemmend.

Tradition

Schon die Ägypter nutzten die Römische Kamille zur Behandlung von Fieber und Seuchen.

In Andalusien setzt man die Römische Kamille zum Würzen von trockenem Sherry ein.

REZEPT

Kamillenlikör

Die Römische Kamille ist Bestandteil von zahlreichen Weinen, Aperitifs und Likören; hier ein Rezept aus dem Mittelalter: Füllen Sie ein 1-Liter-Glasgefäß mit Weißwein. Geben Sie 40 Stück Würfelzucker (etwa 100 g), 20 Kamillenblüten, die Schale einer Orange, einen Löffel Zichorien-Kaffee und ein großes Glas Obstschnaps hinzu. Man lässt die Mischung zum Durchziehen 24 Stunden lang im Kühlschrank stehen, gießt durch ein Sieb ab und füllt in eine Flasche ab. Dem bernsteinfarbenen Nektar wurde eine aphrodisierende Wirkung zugeschrieben.

Kerbel

Doldenblütler
Gartenkerbel, Gewürzkerbel

Anthriscus cerefolium

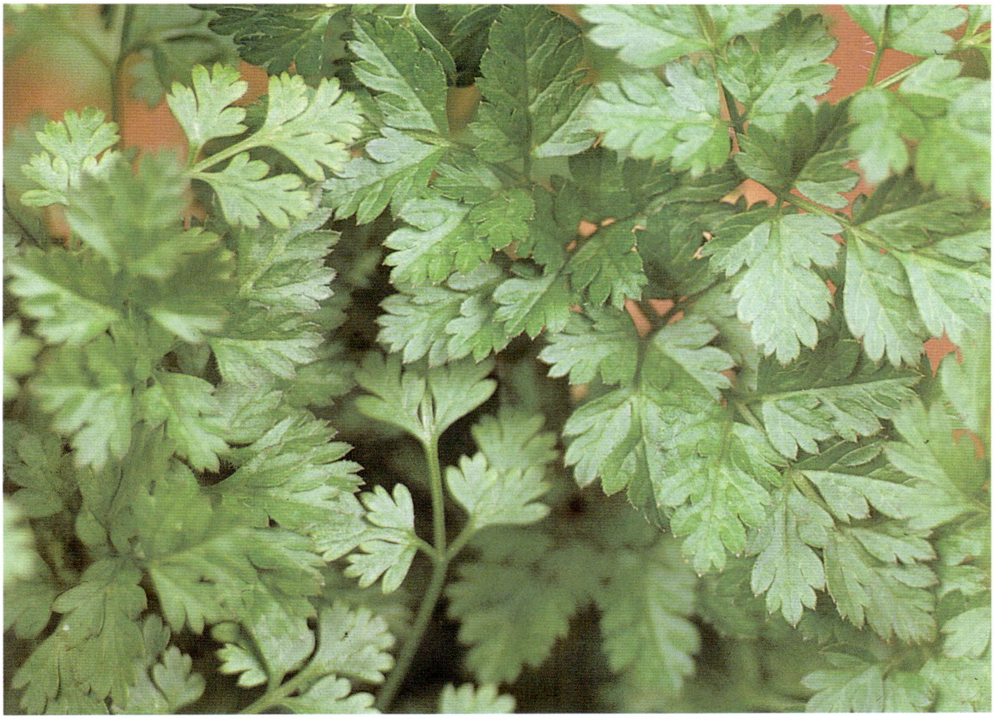

Kerbel ist eine einjährige, winterharte Pflanze von 50–60 cm Höhe. Die aufrechten Triebe tragen mehrfach gefiederte hellgrüne Blätter. Kerbel blüht im Mai bis Juni, die Blüten sind weiß und stehen in flachen Dolden.

Kerbel hat einen typischen, anisartigen Geruch und lässt sich dadurch leicht von anderen, ähnlich aussehenden Pflanzen wie Schierling unterscheiden.

Kultivierung

Kerbel wird am besten in Folgesaaten ab März bis Ende Mai angebaut, sodass man über einen längeren Zeitraum ernten kann. Dies ist sehr wichtig, da Kerbel in der Sommerhitze rasch in die Blüte schießt und dann ungenießbar wird.

Er gedeiht gut auf normalen und frischen Böden, allerdings nicht auf Kalkböden. Kerbel bevorzugt Halbschatten, kommt aber auch mit Sonne zurecht. Lichten Sie zu dicht stehende Jungpflanzen aus und verwenden Sie diese in der Küche.

Kerbel lässt sich zusammen mit anderen blühenden Balkonpflanzen gut in Blumenkästen ziehen.

Kerbelbutter bringt alle feinen Aromen des Gewürzes zum Ausdruck; sie wird während der Kerbelsaison zubereitet und in kleinen Mengen eingefroren.

Entfernen Sie außerdem alle Blütenknospen, damit so lange wie möglich Blätter gebildet werden.

Vermehrung

Die Aussaat ist zwischen März und Ende Mai möglich. Sie können die Samenkörner mit etwas Sand oder trockenem Kaffeesatz vermengen, um eine zu dichte Saat zu vermeiden. Jungpflanzen lassen sich wegen ihrer Pfahlwurzel nur sehr schwer umpflanzen.

Ernte und Aufbewahrung

Pflücken Sie die Blätter je nach Bedarf. Zur Vorratshaltung für die Wintermonate kann man die fein geschnittenen Blätter in Eiswürfelbehälter geben, mit Brühe übergießen und einfrieren. Diese Kerbelwürfel sind vorzüglich zum Würzen von Gemüsesuppen und Fleischsaucen. Getrockneter Kerbel verliert einen Großteil seines Aromas und muss deshalb in größerer Menge dosiert werden als das frische Kraut.

Verwendung

Kerbelblätter sind aus der französischen Küche nicht wegzudenken und werden in zahlreichen Gerichten als Zutat verwendet. Typische Beispiele sind eine Vielzahl von Salaten und Gemüsesuppen.

▼ Glatter Kerbel, Zwiebeln, Knoblauch – eine schmackhafte Würzmischung.

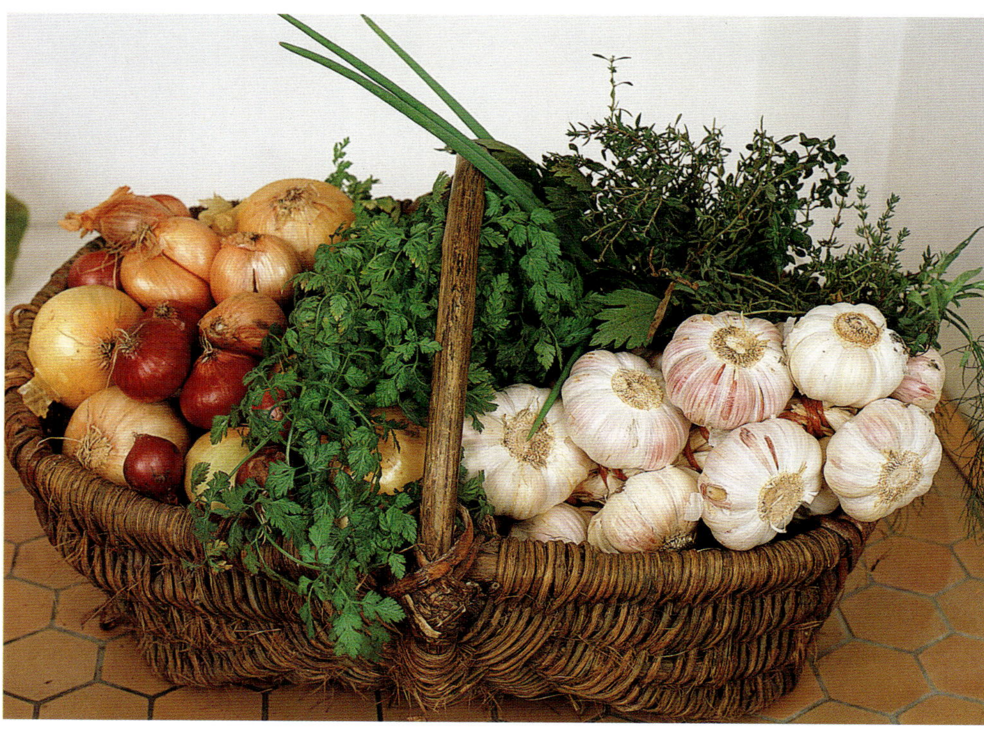

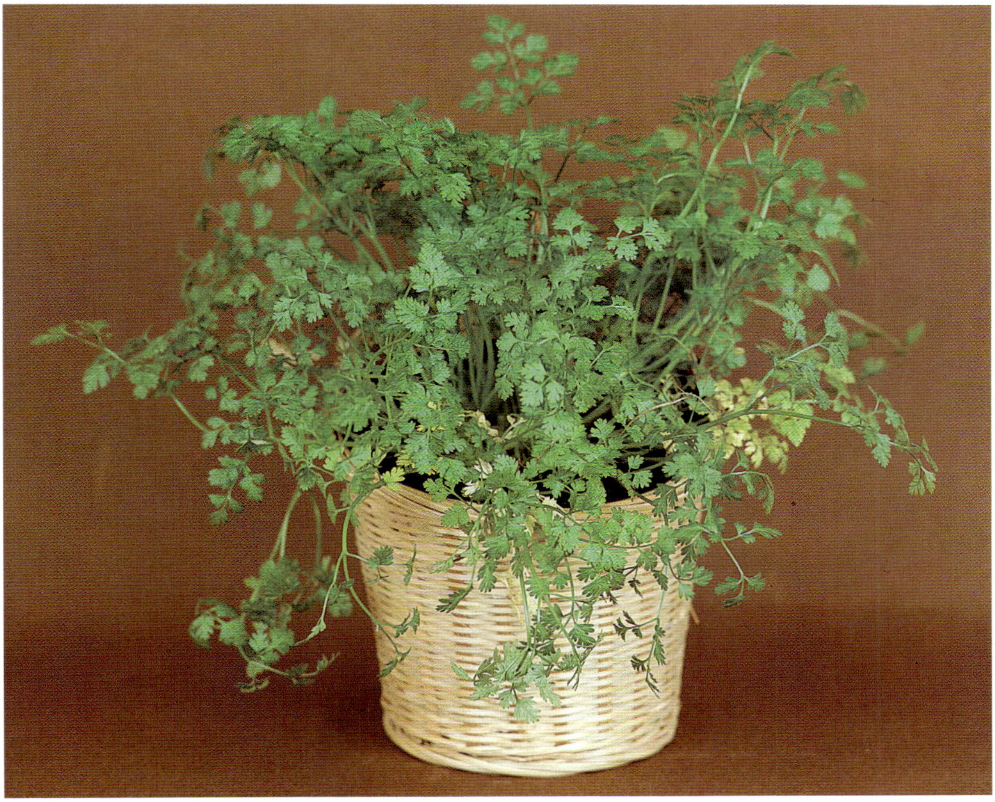

▲ Kleiner Kerbeltopf als Küchendekoration

Medizinische Wirkung

Kerbel hat zwar in der Medizin nie eine wichtige Rolle gespielt, doch er besitzt appetitanregende, harntreibende sowie verdauungsfördernde Eigenschaften und hilft, hohen Blutdruck zu senken.

Tradition

Kerbel stammt aus Südrussland und folgte dem Weg von Völkerwanderungen und Eroberungen. Bei uns wurde er ohne Zweifel von den Römern eingeführt.

REZEPT

Kerbelsuppe

Auf kleiner Flamme 50 g Butter und eine Handvoll Kerbelblüten andünsten, dabei unentwegt rühren. Geben Sie nun nach und nach 0,5 l gesalzenes Wasser oder Brühe hinzu und lassen Sie das Ganze etwa zehn Minuten köcheln. Mischen Sie anschließend drei Löffel fein gehackte Kerbelblätter unter. In einer Suppenterrine verquirlt man zwei Eier und gießt die kochende Mischung darüber. Heiß servieren und einen kleinen Löffel Crème fraîche dazugeben.

Koriander

Doldenblütler *Coriandrum sativum*
Arabische Petersilie, Chinesische Petersilie, Schwindelkorn

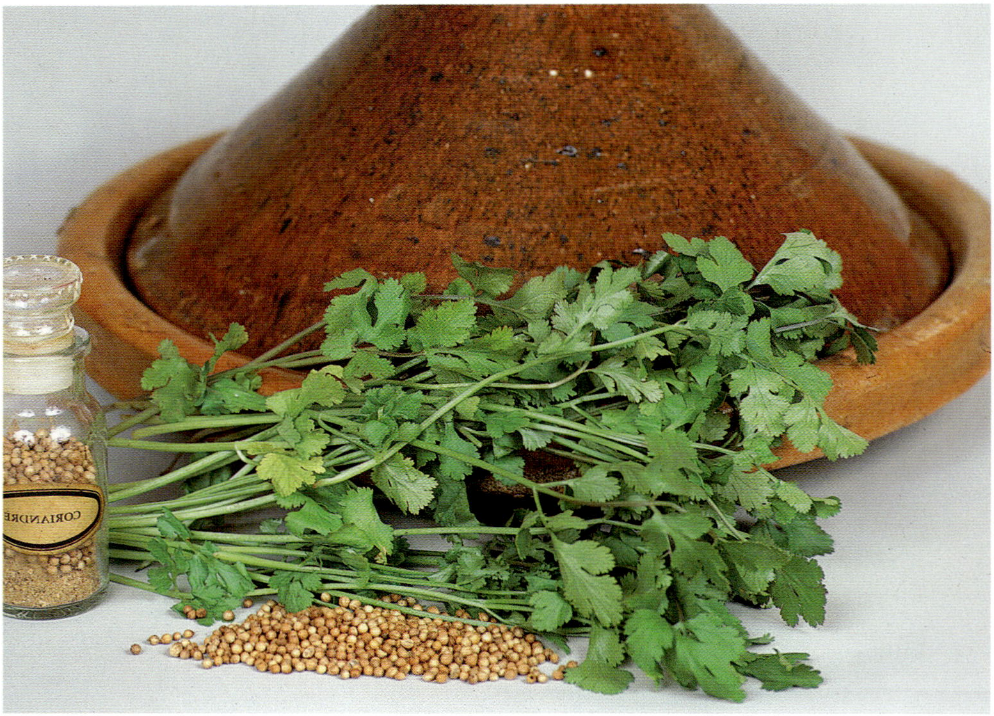

Koriander ist eine einjährige, leuchtend grüne Pflanze mit 50 – 80 cm hohen, aufrechten Trieben. Die Grundblätter sind ungeteilt und gekerbt, während die Stängelblätter der Pflanze zwei- bis dreifach gefiedert sind. Koriander ähnelt der Glatten Petersilie. Vom späten Frühjahr bis zum Ende des Sommers erscheinen die weißen bis blassrosa Blüten, die in flachen Doppeldolden stehen. Die gelbbraunen Samen sind kugelförmig und gerippt. Alle Teile der Pflanze verströmen einen charakteristischen wanzenartigen Geruch, der der Pflanze ihren Namen gegeben hat – *korios* ist das griechische Wort für „Wanze“.

Bevor man die getrockneten Samen zerkleinert, werden sie leicht geröstet, damit sich ihr Aroma entwickelt.

Kultivierung

Säen Sie den Dunkelkeimer nach Ende der Frostgefahr (April bis Mai). Koriander benötigt wegen seiner kräftigen Pfahlwurzel einen lockeren, durchlässigen und nährstoffreichen Boden, der jedoch nicht austrocknen darf. Er bevorzugt einen sonnigen Standort.

Jungpflanzen lassen sich nur schlecht umpflanzen. Falls Sie Koriander im Topf ziehen, muss dieser mindestens 30 cm tief sein.

Bei zu dichter Aussaat sollten Sie auf 6–8 cm Abstand vereinzeln. Ein Standort, der nachmittags im Halbschatten liegt, ist in sehr heißen Gegenden günstig, um eine vorzeitige Blüte zu vermeiden. Außerdem muss bei Trockenheit regelmäßig gegossen werden.

Vermehrung

Koriander kann nur durch Aussaat vermehrt werden. Die Samen werden 1 cm tief mit einem Reihenabstand von 15 cm ausgesät.

Ernte und Aufbewahrung

Pflücken Sie die frischen Blätter je nach Bedarf. Gefrorene Blätter können nur aufbewahrt werden, wenn Sie sie fein geschnitten mit Brühe in Eiswürfelbehältern einfrieren. So erhalten Sie „Korianderwürfel", die sich gut beim Kochen verwenden lassen. Das Gewürz verliert sein Aroma beim Trocknen.

Ernten Sie die nicht vollständig ausgereiften Samen (sie sind bereits gelbbraun gefärbt), indem Sie die ganze Pflanze abschneiden und sie in einer Papiertüte, mit dem Fruchtstand nach unten, trocknen. Die frischen Samen haben einen intensiveren und stärker bitteren Geschmack. Bewahren Sie die getrockneten Samen luftdicht und lichtgeschützt auf.

▼ Ernten Sie die Samen, bevor sie vollständig ausgereift sind.

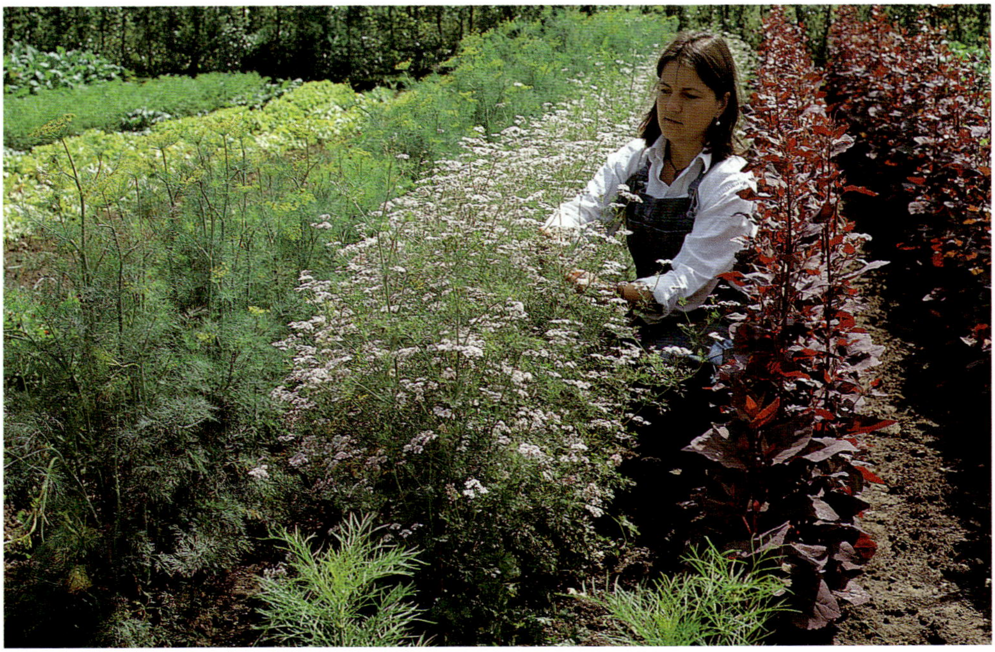

■ Koriander gedeiht sehr gut neben Anis.
■ Entdecken Sie Linsengerichte neu, indem Sie ein paar Korianderblätter oder -samen beim Kochen hinzugeben.

Auch die fein gehackten, frischen Wurzeln können in der Küche verwendet werden. Sie haben einen sehr ausgeprägten Geschmack.

Verwendung

Als appetitanregendes Gewürz ist Koriander natürlich Bestandteil zahlreicher exotischer Vorspeisen (Salate aus Asien oder Nordafrika, Guacamole aus Mexiko). Die zerstoßenen Samen sind in Saucen, Marinaden, Brot- und Backwaren enthalten, ferner in Currygerichten und Gin. Frische Samen können in Essig konserviert und zum Würzen von Fleisch und Wurstwaren genutzt werden.

Medizinische Wirkung

Anregend, verdauungsfördernd, harntreibend, blähungstreibend, krampfstillend. Das ätherische Öl hat keimtötende Eigenschaften.

Tradition

Koriander stammt aus dem Mittleren Osten und Südeuropa und ist eines der meistgeschätzten Gewürze der Welt, auch wenn er bei uns nur selten frisch gegessen wurde.

Das Gewürz wurde in der Bibel erwähnt und ist eine der bitteren Pflanzen, die anlässlich des jüdischen Pessach-Festes verzehrt werden.

Bei den Griechen und Römern konservierte man Fleisch in Essig, der mit Koriander versetzt war. In China wird das Gewürz schon seit Jahrtausenden verwendet. Nach der Traditionellen Chinesischen Medizin begünstigt Koriander eine lange Lebensdauer. Der Pflanze werden ferner aphrodisierende Eigenschaften nachgesagt.

REZEPT

Guacamole mit Koriander

Höhlen Sie vier reife Avocados aus und beträufeln Sie das Fruchtfleisch mit Limonensaft, damit es sich nicht schwarz verfärbt. Eine große milde Zwiebel wird fein gehackt und mit dem Avocadofleisch, dem Saft einer Limone, drei Esslöffeln Olivenöl, zwei kleinen Chilischoten und einer Tasse frischer Korianderblätter in einer Küchenmaschine püriert. Salzen und einige Stunden kühl stellen. Geben Sie einige Tomatenwürfel, fein geschnittenen Koriander und ein wenig gehackte Zwiebel dazu und fertig ist der köstliche Brotaufstrich.
Guacamole lässt sich aber auch wie in Mexiko mit Tacos und Tortillas aus Maismehl verzehren.

► Rechte Seite: Hübsche Korianderdolden, die bald unzählige Samen tragen werden.

Kreuzkümmel

Doldenblütler *Cuminum cyminum*
Mutterkümmel, Weißer Kümmel, Römischer Kümmel, Kumin

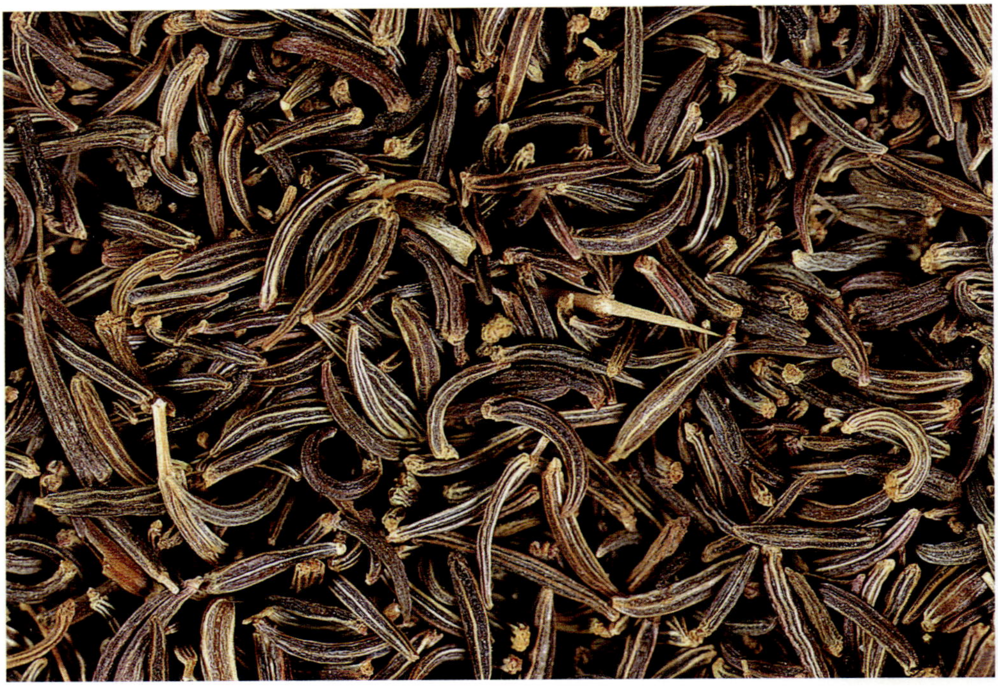

Die einjährige Pflanze wird 30 cm hoch und trägt grüne, stark gefiederte Blätter. Im Sommer erscheinen Dolden mit weißen oder perlmuttfarbenen Blüten, aus denen sich die länglichen, geriffelten und stark duftenden Samen entwickeln. Kreuzkümmel und Echter Kümmel werden häufig wegen ihres ähnlichen Aromas verwechselt. Kreuzkümmel wird in der Küche südlicher Länder verwendet, während Echter Kümmel in Mittel- und Nordeuropa benutzt wird.

Kultivierung

Säen Sie die frischen Samen an einem sonnigen Standort aus. Kreuzkümmel bevorzugt nährstoffreiche, frische, durchlässige und sogar kalkhaltige Böden. Die Saatreihen und Jungpflanzen müssen regelmäßig gegossen und gejätet werden. Mulchen Sie den Boden, sobald es wärmer wird.

Vermehrung

Die Aussaat erfolgt im Frühling und noch einmal im Frühsommer. Lichten Sie die Jungpflanzen auf 5–8 cm Abstand aus.

Ernte und Aufbewahrung

Nur die Samen der Pflanze werden verwendet. Schneiden Sie die Stängel ab, sobald diese anfangen sich zu verfärben. Sie werden zu Sträußen gebunden, in eine Papiertüte gelegt und mit dem Fruchtstand nach unten aufgehängt. Bewahren Sie die trockenen Samen anschließend luft- und lichtgeschützt auf.

Verwendung

Die ganzen Samen dienen zum Verfeinern von Kohlgerichten, Wild, Würstchen und sauer eingelegtem Gemüse (Pickles). Man verwendet sie vor allem für Couscous, Currygerichte, Chili con Carne sowie Gerichte mit weißem Fleisch und Geflügel. Einige Käsesorten erhalten durch Kreuzkümmel ihre besondere Note. In der indischen und mexikanischen Küche, besonders aber in Gerichten aus Nordafrika und dem Mittleren Osten, ist Kreuzkümmel unentbehrlich.

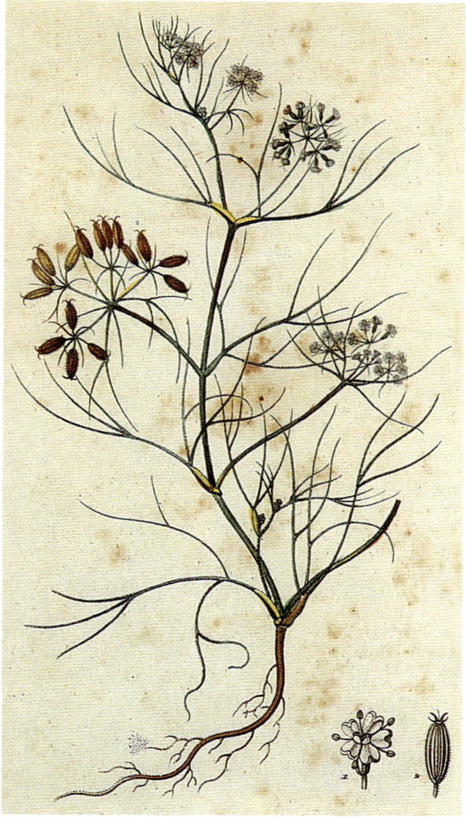

▲ Eine zarte Pflanze, die nahe mit Anis und Koriander verwandt ist.

Medizinische Wirkung

Appetitanregend, harntreibend, menstruationsfördernd, schweißtreibend, blähungstreibend, krampfstillend.

Tradition

Die Römer schätzten Kreuzkümmel sehr und bereiteten aus dem Gewürz einen Brotaufstrich zu. Angeblich hatte Plinius der Ältere entdeckt, dass seine Schüler sich ihre Gesichter mit Kreuzkümmelöl einrieben, um blass und völlig überarbeitet auszusehen.

REZEPT

Kreuzkümmel-Likör

Nehmen Sie die Schale einer Zitrone, 50 g Kreuzkümmelsamen, 5 g Veilchenwurzel (Iriswurzel), 2 g Anissamen, Blüten der Römischen Kamille und Koriandersamen und lassen Sie die Mischung eine Woche lang in 1 l Obstschnaps ziehen.
Seihen Sie ab und kochen 1 kg Zucker und 1 l Wasser zusammen mehrmals auf, bis ein dicklicher Sirup entsteht. Anschließend vermischen Sie die beiden Flüssigkeiten und lassen den Likör mindestens drei Monate vor Verzehr ruhen.

Vorratshaltung: unzerkleinerte Samen. Kurz vor dem Verarbeiten rösten, damit sich das Aroma des ätherischen Öls voll entfalten kann.

Echter Kümmel

Doldenblütler
Chümi, Feldkümmel, Kämen

Carum carvi

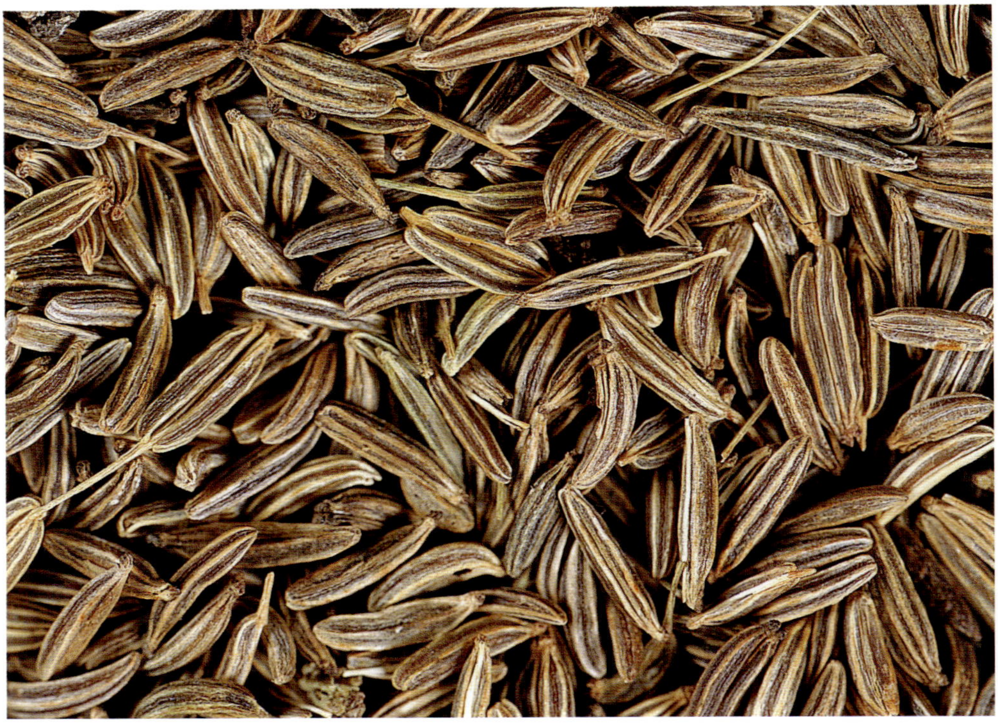

Echter Kümmel wird sehr häufig mit Kreuzkümmel verwechselt, einer Gewürzpflanze aus wärmeren Gegenden. Die kleine, 60 cm hohe Pflanze gehört zur gleichen Familie wie Fenchel und Anis. Obwohl Kümmel eigentlich zweijährig ist, wird er häufig als Einjährige gezogen.

Als Zweijährige bildet er im ersten Jahr eine Blattrosette und blüht erst im Sommer des folgenden Jahres. Seine Blätter halten sich in milden Wintern das ganze Jahr über. Im Unterschied zu Kreuzkümmelsamen besitzen die länglichen, spitzen Samen des Echten Kümmels fünf hellere Rippen.

Kümmelsamen nehmen bei zu langer Kochzeit einen bitteren Geschmack an. Geben Sie bei Suppen und Ragouts die Kümmelsamen deshalb erst 15 Minuten vor Ende der Kochzeit hinzu.

Kultivierung

Echter Kümmel sollte auf frischem und neutralem Boden (Kalkböden vermeiden!) in voller Sonne oder leichtem Schatten ausgesät werden.

Gießen Sie das Saatbeet und halten Sie es von Unkraut frei. Es empfiehlt sich, im Sommer zu mulchen, um den Boden gut feucht zu halten, insbesondere bei längerer Abwesenheit.

Vermehrung

Säen Sie im Frühling, sobald sich der Boden erwärmt hat, oder aber am Ende des Sommers, falls eine zweijährige Kultur beabsichtigt ist. Zu dicht wachsende Jungpflanzen müssen entfernt werden, sodass die Pflanzen in 10–15 cm Abstand stehen.

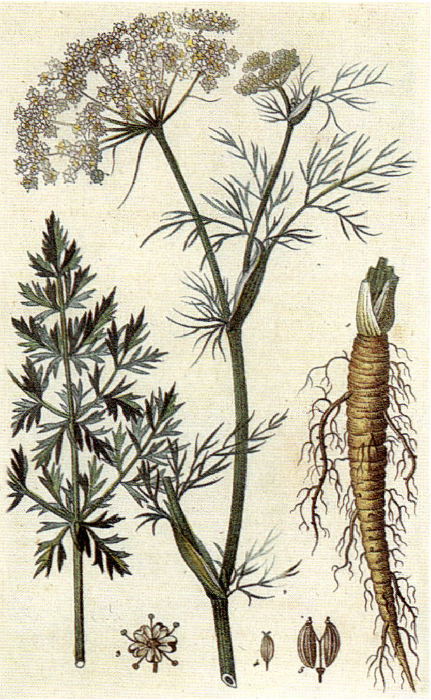

▲ In den Ländern Nord- und Osteuropas werden alle Teile der Pflanze verzehrt.

Ernte und Aufbewahrung

Blätter und Blüten können fast ganzjährig geerntet werden. Für die Samenernte schneiden Sie die Stängel am Ende des Sommers ab, bevor die Samen vollständig ausgereift sind. Lagern Sie die abgeschnittenen Stängel anschließend in einer Papiertüte. Die Blätter können getrocknet und eingefroren werden, doch der Aromaverlust ist beträchtlich.

Verwendung

Der Echte Kümmel ist ein unentbehrliches Gewürz in der skandinavischen und osteuropäischen Küche. Er dient zum Würzen von Schweinefleisch, Wild, Gulasch, Schwarzbrot und sauer eingelegtem Gemüse. In Deutschland findet man Echten Kümmel in Kümmelbrot, in Handkäse und Kochkäse. Frische Kümmelblätter kann man zu Salaten geben, die Wurzeln lassen sich wie Karotten zubereiten.

Medizinische Wirkung

Anregend, verdauungsfördernd, harntreibend, blähungstreibend und krampfstillend.

Tradition

In mittelsteinzeitlichen Behausungen fand man Spuren, die auf die Verwendung von Echtem Kümmel schließen lassen. Bereits im „Papyrus Ebers" werden seine Heilkräfte erwähnt, die man in Ägypten schon 1 500 Jahre vor unserer Zeitrechnung kannte.

REZEPT

Kümmel-Kartoffeln

Waschen Sie die Kartoffeln und schneiden Sie diese ohne zu schälen der Länge nach in zwei Teile. Die Kartoffelhälften werden nun mit Kümmelsamen und geriebenem Käse bestreut und in Aluminiumfolie eingewickelt. Im vorgeheizten Backofen etwa eine halbe Stunde backen. Die Kartoffeln werden am besten mit Schweinefleisch serviert.

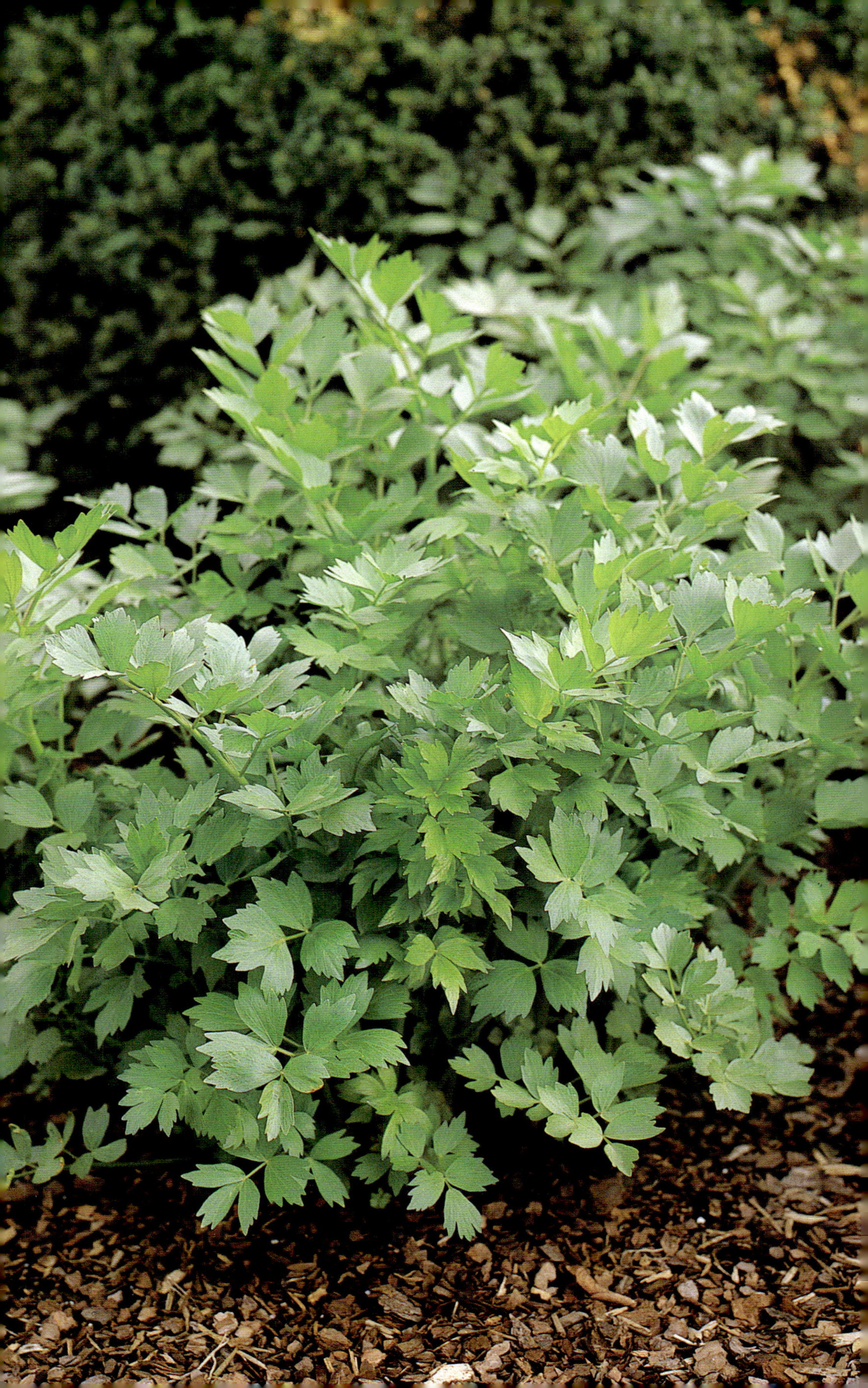

Liebstöckel

Doldenblütler ***Levisticum officinale***
Maggikraut, Suppenlob, Bärmutter, Nervenkräutel

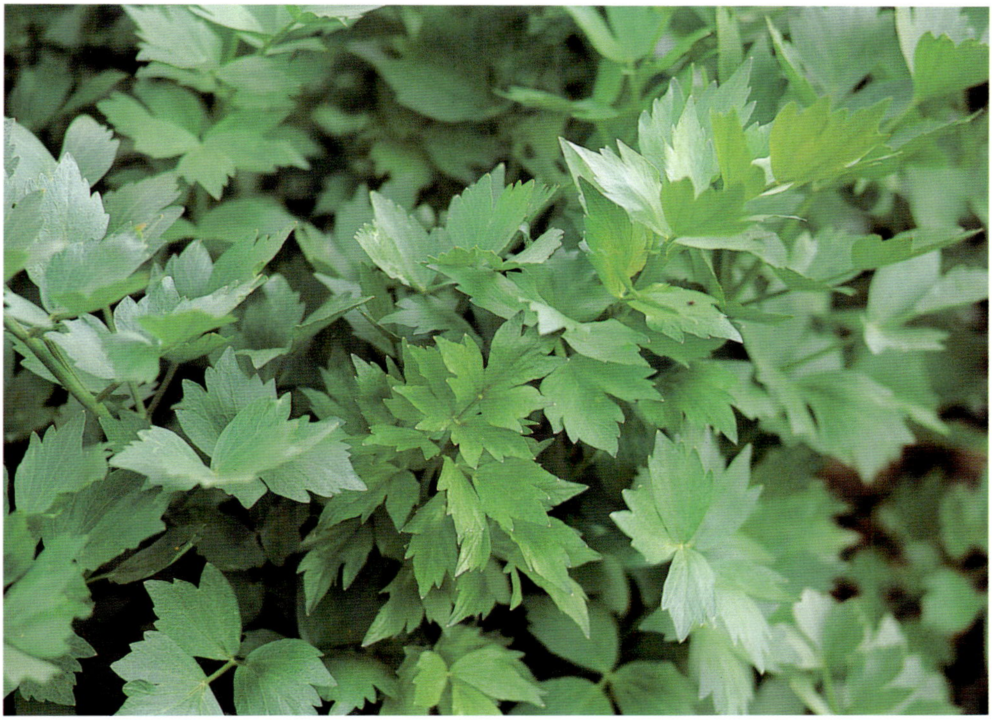

Liebstöckel ist eine kräftige Staude mit großen, mehrfach gefiederten Blättern. Die gelbgrünen Blütenstände erscheinen im Laufe des Sommers; es sind Doppeldolden, die auf aufrechten, bis zu 1 m hohen Stängeln stehen. Die Samen riechen sehr würzig und aromatisch. Alle Teile der Pflanze verströmen einen starken sellerieartigen Geruch.

Kultivierung

Die winterharte und kräftige Staude bevorzugt volle Sonne, gedeiht aber auch im Halbschatten. Sie lässt sich in normalen, durchlässigen Böden einfach anziehen. Im Winter sterben die oberirdischen Teile der Pflanze ab, der Wurzelstock überdauert und ist im folgenden Frühjahr sogar noch größer.

Nach dem Pflanzen der Staude muss großzügig und regelmäßig gegossen werden. Versuchen Sie im ersten Jahr keine Blätter oder Triebe zu ernten, damit die Staude ihre buschige Form entwickeln kann. Eine einzelne Liebstöckelpflanze genügt für den Bedarf einer Familie.

◀ Liebstöckelblätter müssen regelmäßig gepflückt werden, damit der kompakte Wuchs der Pflanze erhalten bleibt.

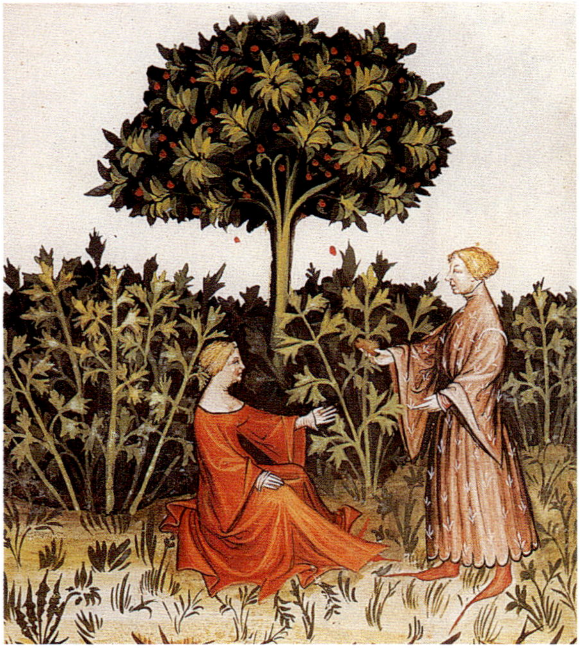

▲ Maggikraut dient seit Jahrhunderten zum Verfeinern verschiedenster Gerichte.

Vermehrung

Im Lauf der Jahre treibt der Wurzelstock Schösslinge, die durch einen Spatenstich von der Mutterpflanze abgetrennt werden können. Pflanzen Sie diese sofort an einen neuen Standort. Sie können ferner die Samen ernten und im Spätsommer aussäen.

Ernte und Aufbewahrung

Blätter und Stängel können während der ganzen Wachstumsperiode gepflückt werden. Für einen Wintervorrat an Liebstöckel trocknet oder friert man etwas Kraut ein. Wenn Ihre Pflanze eine ausreichende Größe erreicht hat, können Sie außerdem im Herbst einige Wurzeln ausgraben, trocknen und einfrieren.

Verwendung

Liebstöckel wird wie Sellerie genutzt: in Salaten, Gemüsesuppen, Saucen, sowie Ragouts. Verwenden Sie ihn in geringen Mengen, da er ein sehr kräftiges Aroma hat.

Medizinische Wirkung

Kräftigend, harntreibend (Wurzel), blähungstreibend. Nicht während der Schwangerschaft, Stillzeit oder bei Nierenproblemen verwenden.

Tradition

Im Mittelalter war Liebstöckel sehr beliebt und wurde bereits auf den Gütern Karls des Großen angebaut.

Mittelalterliche Kräuterheilkundler behaupteten, dass es ausreiche, regelmäßig ein Stück getrocknete Wurzel zu kauen, um gesund zu bleiben.

- Falls Sie sich salzarm ernähren müssen, können Sie getrocknete Stängel und Blätter in eine Gewürzmühle geben und fade Gerichte damit würzen.
- Die jungen Stängel können gedünstet und anschließend wie Spargel verzehrt werden.

REZEPT

Liebstöckel-Aperitif

Geben Sie 10 g Liebstöckelblätter und -stängel, ein Stück Engelwurz und eine Zimtstange in 1 l trockenen Weißwein, lassen Sie den Wein drei bis vier Tage ziehen und filtrieren Sie anschließend. Nun fügen Sie ein großes Glas Obstschnaps sowie 250 g Zucker hinzu und lassen die Mischung zum Durchziehen einen Monat ruhen.

Lorbeer

Lorbeergewächse *Laurus nobilis*
Gewürzlorbeer, Echter Lorbeer, Edler Lorbeer

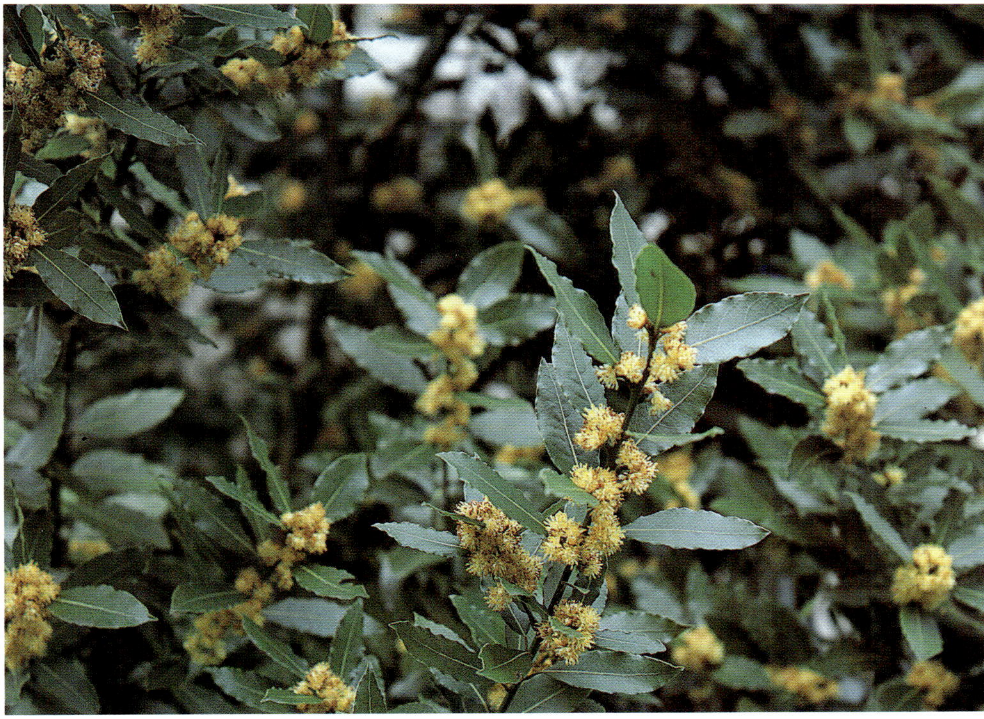

Lorbeer ist ein immergrüner Strauch, der allerdings mit bis zu 3 m Höhe zu einem kleinen Baum heranwachsen kann. Seine aufrechten Zweige tragen ledrige dunkelgrüne Blätter, die wechselständig angeordnet sind. Die leuchtend gelben Blüten erscheinen im Frühjahr und stehen in kleinen büschligen Gruppen in den Blattachseln. Später bilden sich schwärzliche olivenähnliche Steinfrüchte.

Kultivierung

Lorbeer lässt sich nur schwer aus Samen ziehen. Kaufen Sie deshalb eine bereits bewurzelte Pflanze, die einen sehr sonnigen Standort mit normalem, durchlässigem und sogar leicht kalkhaltigem Boden bevorzugt. Denken Sie daran, dass der Strauch später viel Platz braucht, falls er nicht in Form geschnitten wird.

Bei Trockenheit muss gegossen werden, damit die Pflanze gut anwächst. Schneiden Sie den Strauch später, um seine natürliche Form zu erhalten oder dekorativ zu gestalten.

■ Getrocknete Blätter würzen stärker als frische, sollten allerdings nicht zu lange aufbewahrt werden.

■ Küchentipp: Zerkleinern Sie das Lorbeerblatt in zwei oder drei Stücke; so gibt es wesentlich mehr Aroma ab als ein unzerteiltes Blatt.

Ein Lorbeer-Hochstämmchen wird zur eleganten Zierde jedes Gartens. Lorbeer muss nicht gedüngt werden.

Lorbeer ist in Deutschland nur in den allermildesten Gegenden winterhart. Sogar relativ leichte Fröste führen zum Absterben der Pflanze. Hierzulande hält man ihn deshalb meistens als Kübelpflanze und bringt ihn im Winter ins Haus.

Vermehrung

Mit viel Geduld können Sie versuchen, Lorbeer aus Samen zu ziehen. Die reifen Samen faulen jedoch häufig, ohne zu keimen. Lorbeer lässt sich allerdings mit Bewurzelungspulver gut als Steckling anziehen. Dazu nimmt man im Spätsommer noch grüne, doch nicht zu zarte Triebe als Stecklinge.

Die Wurzelbildung kann sechs bis zehn Monate dauern, doch der neue Strauch kann über 100 Jahre alt werden!

Ernte und Aufbewahrung

Die immergrünen Blätter können ganzjährig geerntet werden. Pflücken Sie möglichst tief sitzende Blätter, um den Strauch nicht zu sehr zu entstellen. Die abgeschnittenen Zweige werden hängend an einem luftigen Ort getrocknet.

▼ Der akademische Grad Baccalaureus (Bachelor) leitet seinen Namen von den Beeren des Lorbeers (lateinisch *bacca lauri*) ab.

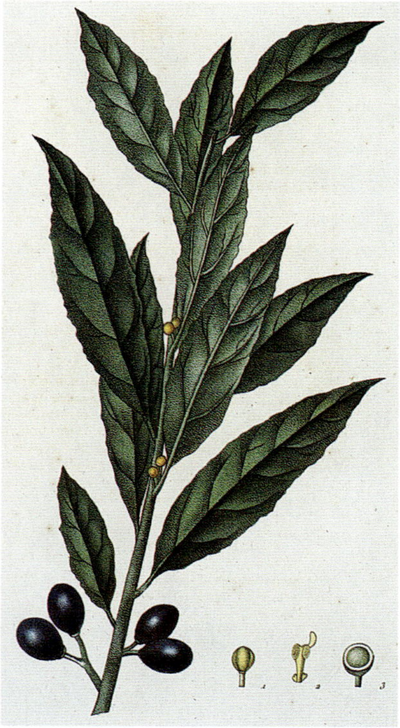

Verwendung

Lorbeer ist Bestandteil des Bouquet garni, einer klassischen französischen Kräutermischung. Das Gewürz verfeinert Gerichte, die im Schmortopf oder im Backofen zubereitet werden, sowie Saucen, Marinaden, Suppen und sogar bestimmte Desserts.

Medizinische Wirkung

Die Blätter, in Speisen verwendet, wirken verdauungsfördernd, harntreibend, schweißtreibend, krampfstillend, blähungstreibend. Das verdünnte ätherische Öl aus den Blättern wirkt äußerlich lindernd und hält Insekten fern. Als Badezusatz wirkt Lorbeer antirheumatisch.

Tradition

Lorbeer gilt heute noch als Symbol des Ruhmes und der Anerkennung. Mit dem Lorbeerkranz zeichnete man Könige, Priester, Dichter, Sportler, Studenten und siegreiche Soldaten aus. Anlässlich der ersten Olympischen Spiele im Jahr 776 vor Christus wurden die Sieger mit Lorbeerkränzen geschmückt. In der Antike schrieb man dem Lor-

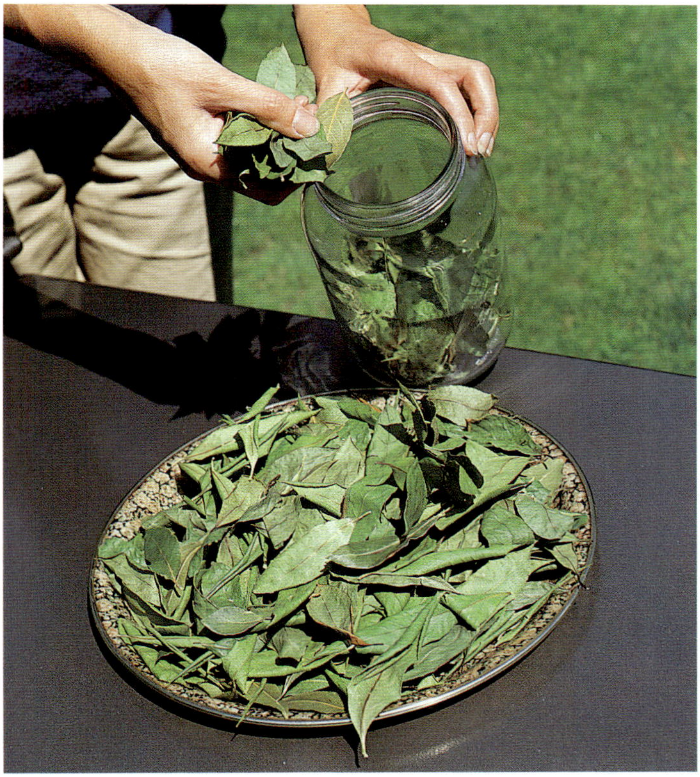

◀ Getrocknete Blätter besitzen ein stärkeres Aroma als frische Blätter; man kann sie in einem Glasgefäß aufbewahren.

beer verschiedenste Eigenschaften zu; so schützte er angeblich vor Blitz und Donner. Der Legende nach lag Kaiser Tiberius (42 v. Chr. bis 37 n. Chr.) während der schlimmsten Gewitter unter seinem Bett und trug dabei seinen Lorbeerkranz!

Apollon, der griechische Gott des Lichtes stellte der Nymphe Daphne Tag und Nacht nach. Ihr Vater Peneios verwandelte sie schließlich zum Schutz in einen blühenden Lorbeer. Apollon kniete vor dem Strauch nieder und schwor, dass dieser ihm für immer geweiht sei; seit diesem Tag trug der Gott einen Lorbeerkranz zum Gedenken an seine unerwiderte Liebe.

REZEPT

Babykartoffeln mit Lorbeerblättern

Wählen Sie Kartoffeln, die in ihrer Größe etwa den Lorbeerblättern entsprechen. Die Kartoffeln werden gewaschen, jedoch nicht geschält und der Länge nach aufgeschnitten, ohne die beiden Hälften vollständig voneinander zu lösen. Stecken Sie ein Lorbeerblatt in den Spalt, legen Sie die Kartoffeln in eine feuerfeste Form und würzen Sie mit Salz und Pfeffer. Anschließend bestreicht man sie mit Olivenöl und backt sie etwa 30 Minuten im vorgeheizten Ofen.

- Einige Lorbeerblätter zwischen den Hülsenfrüchte- und Mehlvorräten helfen, Vorratsschädlinge fernzuhalten.
- Lorbeerzweige schmücken winterliche Gestecke, Türkränze zur Weihnachtszeit und Potpourris.

Majoran – Oregano

Lippenblütler *Origanum majorana – Origanum vulgare*
Bratenkräutel, Gartenmajoran,
Kuchelkraut – Wilder Majoran, Echter Dost

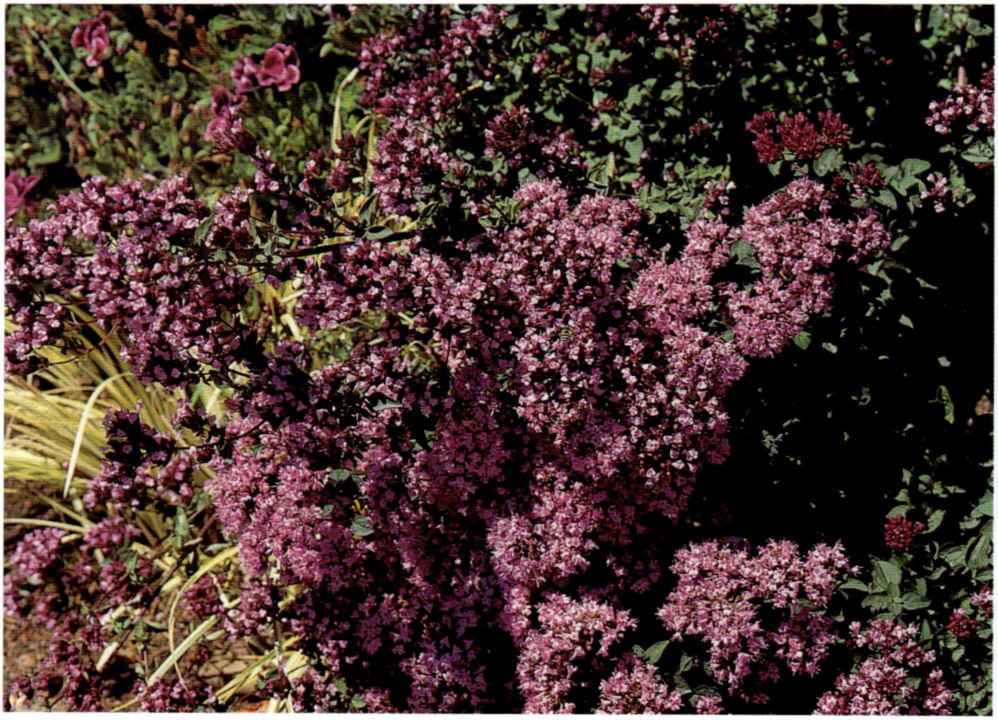

■ Pilzgerichte sind besser verdaulich, wenn man eine Prise Oregano zugibt.
■ Eine Vinaigrette mit Oregano passt ausgezeichnet zu Artischockenherzen, zu Spargel oder zu rohen Champignons.

▶ Rechte Seite: Goldblättrige Oreganosorten sind im Garten als Bodendecker sehr beliebt, werden aber auch als Gewürz genutzt.

Diese beiden Stauden besitzen zahlreiche Gemeinsamkeiten, sodass sie gemeinsam vorgestellt werden können. Die 25–50 cm hohen Triebe tragen sehr aromatisch riechende Blätter. Die weißen, rosa- oder purpurfarbenen Blüten stehen in dichten Scheinähren und erscheinen im Sommer. Da Majoran (*O. majorana*) nicht so winterhart wie Echter Dost (*O. vulgare*) ist, wird er häufig einjährig kultiviert.

Kultivierung

Beide Arten werden nach Ende der Frostgefahr gesät beziehungsweise ausgepflanzt. Als Pflanzen des Mittelmeerraums bevorzugen sie trockenen, durchlässigen, sogar steinigen und kalkreichen Boden in sonniger Lage. Pflücken Sie die beblätterten Triebe kurz vor der Blüte tief unten ab, sodass sich neues Blattwerk bildet. Es empfiehlt sich, von Hand zu jäten, da die oberflächennahen Wurzeln leicht durch Schneidwerkzeuge beschädigt werden.

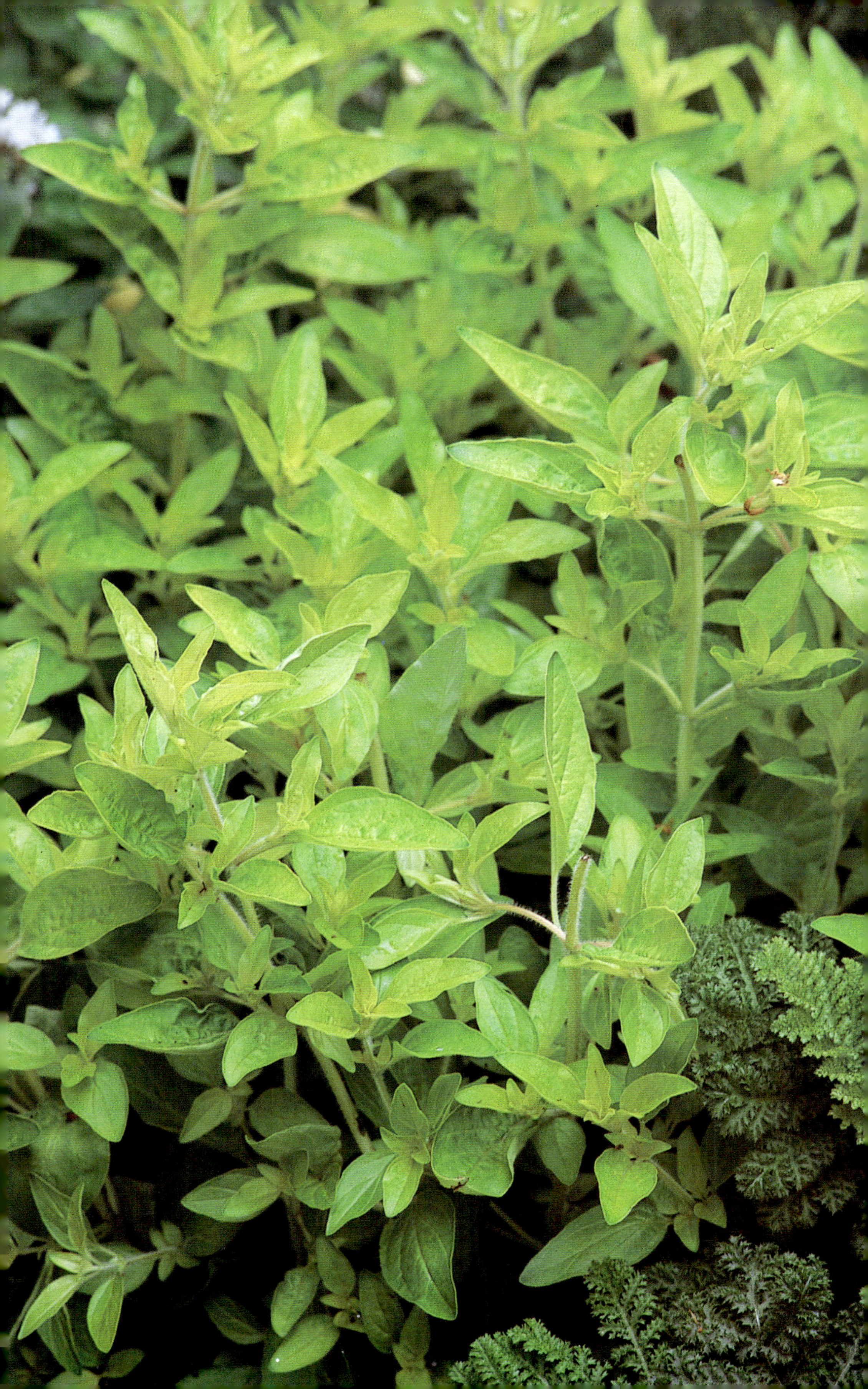

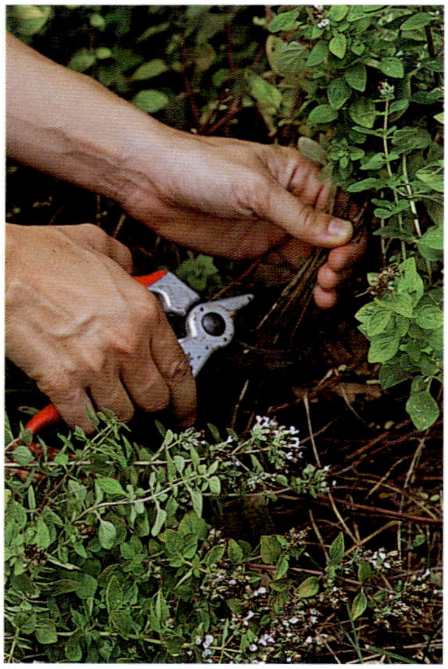

▲ Schneiden Sie die Triebe häufig, damit genügend Material zum Trocknen anfällt.

Vermehrung

Da die Samen unterschiedlich und langsam keimen, ist es besser, die Stauden zu teilen, indem man bewurzelte Ausläufer abnimmt.

Ernte und Aufbewahrung

Entspitzen Sie die Triebe regelmäßig vor der Blüte, damit die niedrige Gestalt der Pflanze erhalten bleibt. Ab der zweiten Ernte schneiden Sie die Triebe 2 cm über dem Boden ab. Im Spätsommer können Sie bewurzelte Ausläufer eintopfen und im Haus kultivieren. So können Sie bis zum Winter frische Blätter ernten. Getrockneter Majoran bleibt sehr aromatisch und wird lichtgeschützt aufbewahrt.

Verwendung

In der spanischen und portugisischen, der italienischen und griechischen Küche, aber auch in südfranzösischen Gerichten stehen Oregano/Majoran im Vordergrund. Keine Pizza, kein griechischer Salat ohne Oregano; auch Tomatensauce, Salate, Gemüse, Füllungen, Marinaden, Suppen und Vinaigrette profitieren von diesem Gewürz, das gleichfalls beim Grillen von Fleisch und Kochen von Fisch seinen Einsatz findet.

Medizinische Wirkung

Kräftigend, anregend, appetitanregend, harntreibend; auch als Aufguss bei Atemwegsbeschwerden empfohlen.

Tradition

Der griechische Name *origani* bedeutet so viel wie „Bergfreude" und man verwendete die Pflanze bei Rheuma, zum Bekränzen von Brautpaaren, aber auch als Girlande bei Beerdigungen. Nach der Legende träumt man vom zukünftigen Ehepartner, wenn man einen Oreganozweig unter das Kopfkissen legt.

- **Tisch- und Bettwäsche duftet angenehm, wenn ein Kräutersträußchen mit getrockneten Oreganozweigen im Wäscheschrank hängt.**
- **Ein Bad mit einem Aufguss aus Oregano wirkt antiseptisch und sorgt für eine weiche Haut.**

REZEPT

Kleiner Sommersalat

Schneiden Sie Radieschen und eine Gurke in feine Scheiben, geben Sie eine fein gehackte Schalotte dazu und gießen Sie eine Vinaigrette aus Olivenöl, Saft aus einer Zitrone, Salz, Pfeffer und fein geschnittenem Oregano darüber. Man richtet diesen Salat auf einem Bett aus rohen jungen Spinatblättern an, die unmittelbar vor der Mahlzeit gehackt werden.

Meerrettich

Kreuzblütler *Armoracia rusticana*
Kren, Bauernsenf, Fleischkraut

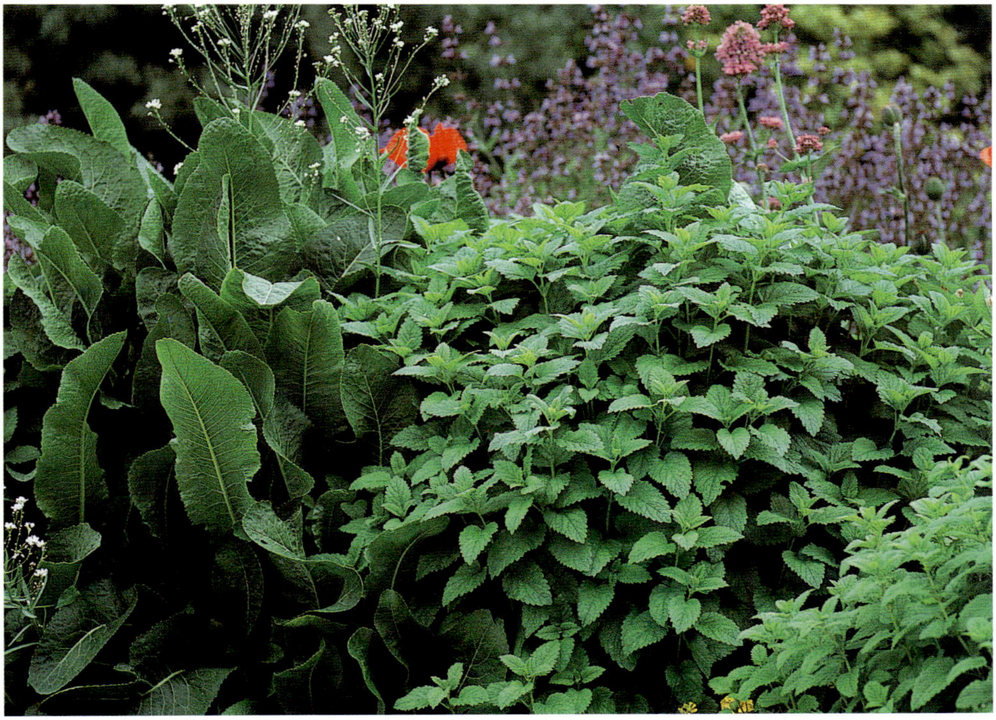

Meerrettich ist eine äußerst winterharte Staude mit fein gezackten, leicht gewellten Blättern, die eine beeindruckende Größe erlangen können. Die kleinen weißen, in Trauben angeordneten Blüten erscheinen im Sommer des zweiten Jahres und stehen auf 60 – 80 cm hohen Blütentrieben, die in der Mitte der Pflanze entspringen.

Kultivierung

Meerrettich lässt sich an einem sonnigen Standort und auf nährstoffreichem, tiefgründigem und frischem Boden einfach kultivieren:

Im Herbst vor der Pflanzung arbeitet man gut verrotteten Mist tiefgründig ein und jätet etwaiges Unkraut.

Im zeitigen Frühjahr werden dann Wurzelableger (Fechser) schräg, im Abstand von 30 cm, gepflanzt.

Wenn Meerrettich an einem Standort gut gedeiht, wuchert er häufig sehr stark. Um dies zu verhindern, sollten Sie ihn in einen Behälter ohne Boden pflanzen, der um die Pflan-

Beim Kauf von Meerrettichwurzeln sollte man junge, zarte und weiße Fechser wählen, grünliche oder welke aber liegen lassen.

Wie Zwiebel reizt Meerrettich beim Reiben die Schleimhäute. Versuchen Sie deshalb Augen und Nase ein wenig zur Seite zu wenden, wenn Sie mit Meerrettich arbeiten.

ze herum in die Erde eingelassen wird. Entfernen Sie alle entstehenden Blütenstände, damit sich die Wurzeln kräftig entwickeln.

Vermehrung

Meerrettich lässt sich nur durch Wurzelstecklinge erfolgreich vermehren. Wählen Sie gerade gewachsene und junge Wurzeln von 15–25 cm Länge und 1–2 cm Durchmesser. Jeder Steckling sollte eine gut ausgebildete Knospe tragen. Da die Wurzel sich anschließend stärker in die Höhe als in die Tiefe entwickelt, setzt man sie 30–50 cm tief und gibt etwas Komposterde ins Pflanzloch.

Ernte und Aufbewahrung

Nach 12 bis 18 Monaten können Sie Stecklinge vom Hauptwurzelstock abtrennen. Sie können den Wurzelstock ferner

▼ Unter diesen großen Blättern wächst die weiße Wurzel, die nach zwei bis drei Jahren geerntet wird.

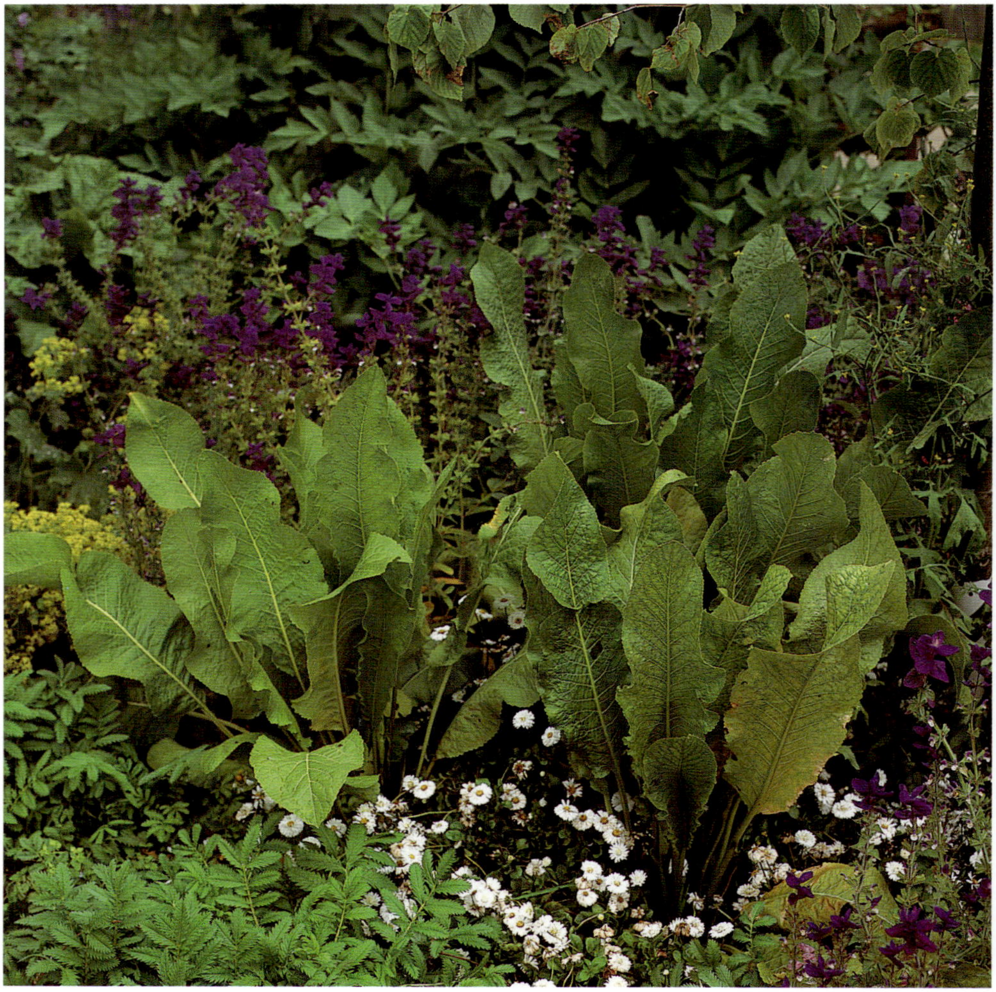

vollständig ausgraben und ihn entweder in einem mit Sand gefüllten Eimer im Freien oder im Kühlschrank lagern. Die Meerrettichwurzel muss vor der Verarbeitung kräftig abgebürstet werden.

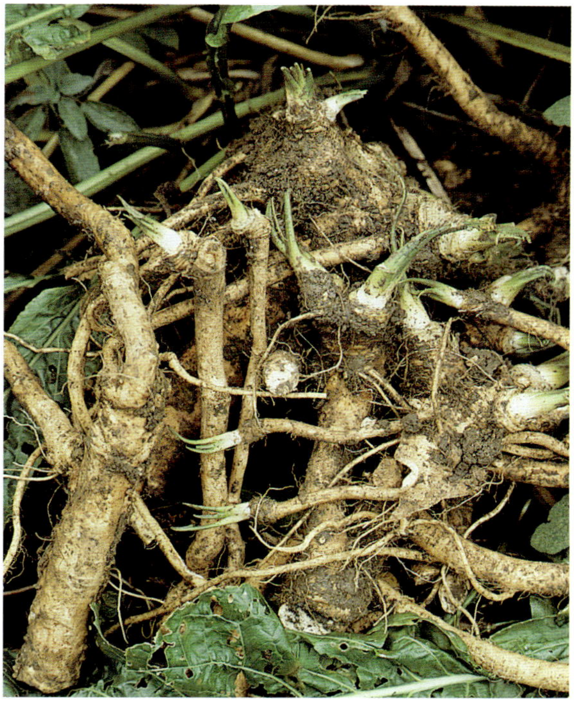

▲ Meerrettichwurzeln werden gründlich mit einer Bürste gesäubert und anschließend geraspelt. Bereits eine kleine Menge ist zum Würzen ausreichend.

Verwendung

Meerrettich erinnert mit seinem kräftig-markanten Aroma an sehr starken Senf. Raspeln Sie die gewaschene Wurzel klein und vermischen Sie sie mit Essig, Sahne, Mayonnaise oder einer cremigen Buttersauce. Diese Meerrettichsaucen passen hervorragend zu frischem oder geräuchertem Fisch, Rindfleisch, Wurstwaren, Geflügel sowie Kartoffel- oder Rote-Bete-Salaten.

Medizinische Wirkung

Harntreibend, anregend, gegen Skorbut (Vitaminmangel-Krankheit), antibiotisch, stark entzündungshemmend, reich an Vitamin C.

Tradition

Im Mittelalter erfreute sich Meerrettich anscheinend nur in Deutschland und Dänemark großer Beliebtheit, denn sein Geschmack galt in anderen Ländern als zu scharf für die empfindlichen Mägen der Menschen.

Etwas Meerrettich, mit Weißwein oder Wasser und Honig vermischt, gilt als altes Hausmittel gegen Heiserkeit.

REZEPT

Elsässer Meerrettich-Sauce

Lassen Sie 100 g geriebenen Meerrettich gut 15 Minuten in heißer Bouillon ziehen. Vermengen Sie 150 g Brotkrumen mit etwas Milch, drücken Sie das Brot anschließend leicht aus und vermischen Sie es mit der Meerrettich-Bouillon-Mischung. Würzen Sie jetzt mit Salz, Pfeffer, einem Teelöffel Senf, einer Prise Zucker und einem Esslöffel Essig und geben Sie alles in den Mixer, sodass eine homogene Sauce entsteht. Man serviert sie später zu Eintopf oder kaltem Braten.

Frieren Sie frisch geraspelten Meerrettich sofort ein, damit das ätherische Öl nicht verfliegt.

Minze

Lippenblütler *Mentha subsp.*

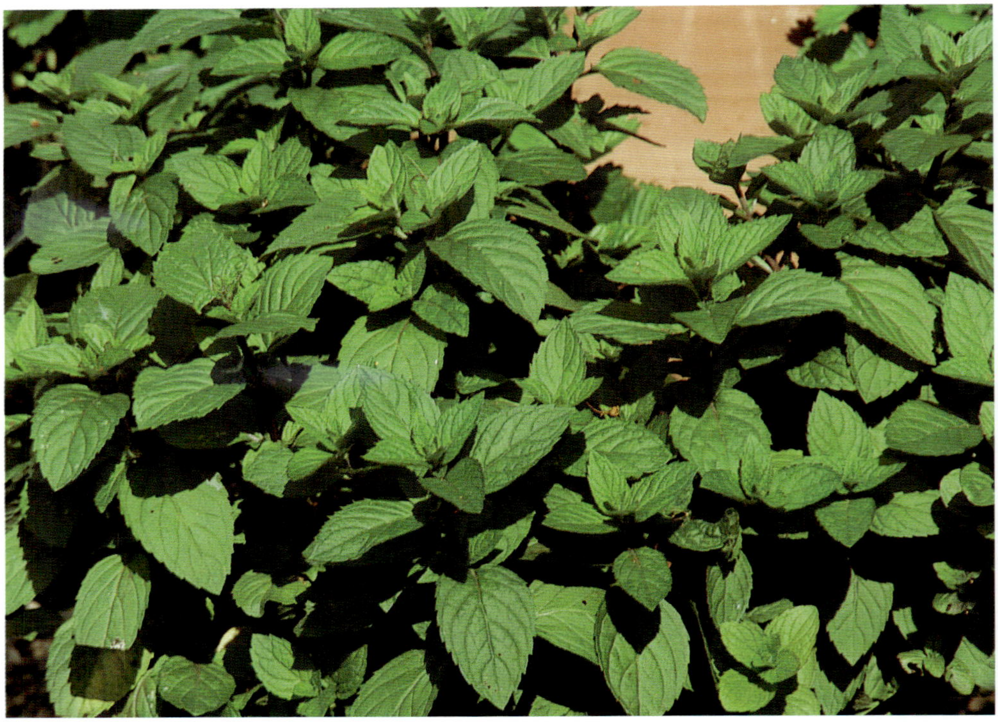

Die Gattung der Minzen umfasst mehr als 600 Arten beziehungsweise Unterarten; so wird die kleinste Art *Mentha requienii*, die Korisische Minze, nicht höher als 0,5 cm (als Bodendecker, bedingt winterhart), während die hohen Arten 80 – 90 cm Größe erreichen. Alle Minzen sind Stauden. Je nach Art besitzen sie weiße, rosa- oder lilafarbene Blüten, die in Scheinähren oder in Quirlen auf den sommergrünen Trieben stehen.

- Insektenstiche: Zerreiben Sie zur Schmerzlinderung ein paar Minzeblätter auf dem Stich.
- Im Ziergarten: Panaschierte Minze bildet hübsche Farbkontraste im Beet.

Kultivierung

Minze gedeiht gut in nährstoffreichem, frischem und tiefgründigem, sogar feuchtem Boden und benötigt insbesondere während der heißen Sommermonate ausreichende Feuchtigkeit. Die bewurzelten Triebe werden zu Frühjahrsbeginn 5 cm tief gepflanzt. Düngen Sie nicht, da ein Nährstoffüberangebot das Auftreten von Rost fördert.

Nach dem ersten Frost nimmt man zu hohe oder wuchernde Triebe zurück. Während der Vegetationsperiode schneidet man je nach Bedarf. In rauem Klima müssen Sie den Wurzelstock unter Umständen mit einer Mulchschicht aus trockenem Farnkraut, Koniferennadeln oder zerkleinerter Rinde schützen.

Die meisten Minzearten neigen zum Wuchern, wenn man ihnen freie Bahn lässt. Setzen Sie Ihre Pflanzen in große, ins Erdreich eingesenkte Töpfe, damit die Wurzeln sich nicht zu stark ausbreiten.

Vermehrung

Bestimmte Arten, wie Rundblättrige Minze und Pfefferminze, können im Frühjahr direkt im Freien gesät werden. Da die meisten Minzen sterile Hybride sind und keine Samen bilden, kann Saatgut nur im Handel bezogen werden. Wollen Sie Minze selbst vermehren, können Sie die Stauden im Frühjahr teilen. Empfehlenswert ist die Verwendung von Wurzelsperren.

Ernte und Aufbewahrung

Das Aroma von frischer Minze ist unvergleichlich, dagegen verliert sie beim Trocknen und auch beim Einfrieren einen Großteil ihrer Würze. Blätter und Stängel müssen rasch getrocknet werden, da sie sehr schnell schwarz werden. Minze wird in hermetisch verschlossenen Gefäßen lichtgeschützt aufbewahrt.

Verwendung

Für jeden Geschmack findet sich eine Minze: mit Apfelduft *(M. suaveolens)*, Ananasaroma (*M. suaveolens* 'Variegata'), eher pfefferig *(M. arvensis* 'Piperascens'), zitronig (*M. x piperita* 'Citrata') oder klassisch nach Pfefferminze riechend *(M. x piperita)*. Pfefferminztee lässt sich am besten mit der echten Krausen Minze zubereiten.

In der Küche ist Minze als Zutat von Saucen (Sahnesaucen, Vinaigrette, Marinaden, Joghurtsaucen), Apfel- oder Quittengelee beliebt, ferner in Obstsalaten und zahlreichen Nachspeisen. Gerichte mit Hülsenfrüchten oder Getreide (Erbsen, Bohnen, Linsen, Couscous) werden bekömmlicher, wenn man einige Minzeblätter zufügt.

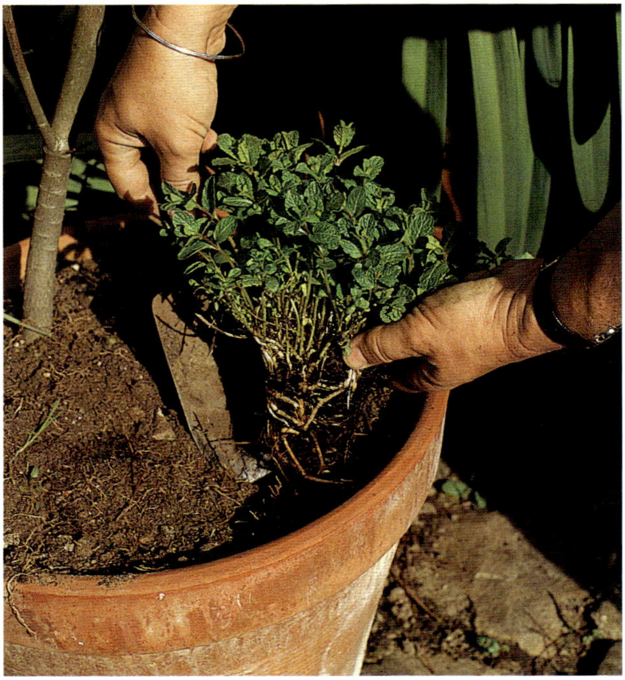

▼ Als Unterpflanzung in einem großen Kübel mit Zitruspflanzen oder Bougainvillea verrät uns die Minze durch den Zustand ihrer Blätter, ob wir gießen müssen.

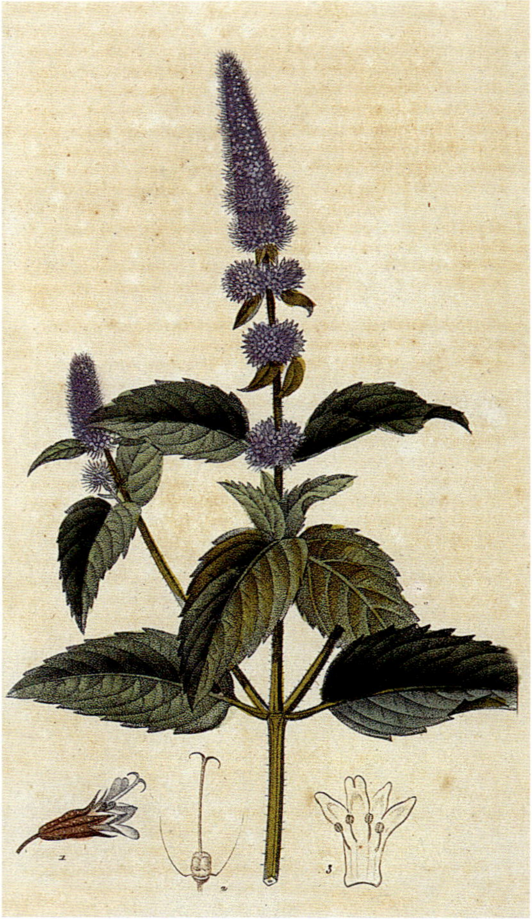

▲ In der schönen Jahreszeit schafft eine Wasserkaraffe mit Minzeblättern eine Atmosphäre von sommerlicher Frische.

Ein Krug mit kaltem Wasser wird durch einen Minzezweig leicht aromatisiert und wirkt ansprechender. Kleines Hausmittel: Das Kauen von Minzeblättern gibt einen frischen Atem.

Medizinische Wirkung

Kräftigend, anregend, verdauungsfördernd, krampfstillend, antiseptisch, appetitanregend.

Tradition

Als Persephone, die Königin der Unterwelt, bemerkte, dass ihr Gatte Hades der schönen Mintha den Hof machte, handelte sie sofort. Sie verwandelte die Nymphe in eine kleine unscheinbare Pflanze. Hades, der nach der Nymphe suchte, nahm beim Zertreten der kleinen grünen Blätter einen süßen Duft wahr: eine Liebesbotschaft der armen Mintha an den Ge- liebten.

Bei ihren Wanderungen durch Kleinasien trafen zwei Fremde auf eine abweisende und ungastliche Bevölkerung. Nur ein armes altes Ehepaar, Philemon und Baucis, bot ihnen Unterkunft und Verpflegung. Vor der Mahlzeit wischten sie den Tisch zur Reinigung mit einem Büschel Minze ab. Zeus und Hermes, die beiden Wanderer, dankten ihnen für die Bewirtung, indem sie ihre Hütte in einen Tempel verwandelten; dort wurde die Minze zum Symbol der Gastfreundschaft.

Minzewasser wirkt nach einem Sonnenbad erfrischend für die Gesichtshaut.

REZEPT

Aperitif mit Minze

Zerkleinern Sie eine gute Hand voll frischer Minzeblätter mit drei Esslöffeln Puderzucker und etwas Wasser, fügen Sie ein Glas Wasser dazu und lassen Sie die Mischung zum Durchziehen einen Tag im Kühlschrank stehen. Gießen Sie durch ein Sieb ab, geben Sie einen Löffel dieses Minzesirups in ein Glas und füllt mit drei oder vier Teilen Bourbon-Whiskey auf. Zum Schluss werden ein paar Eiswürfel und ein Minzezweig dazugefügt.
Mint Julep ist seit jeher der traditionelle Aperitif des amerikanischen Südens.

Petersilie

Doldenblütler *Petroselinum crispum*
Bittersilche, Grönte, Kräutel, Peterle, Geilwurz

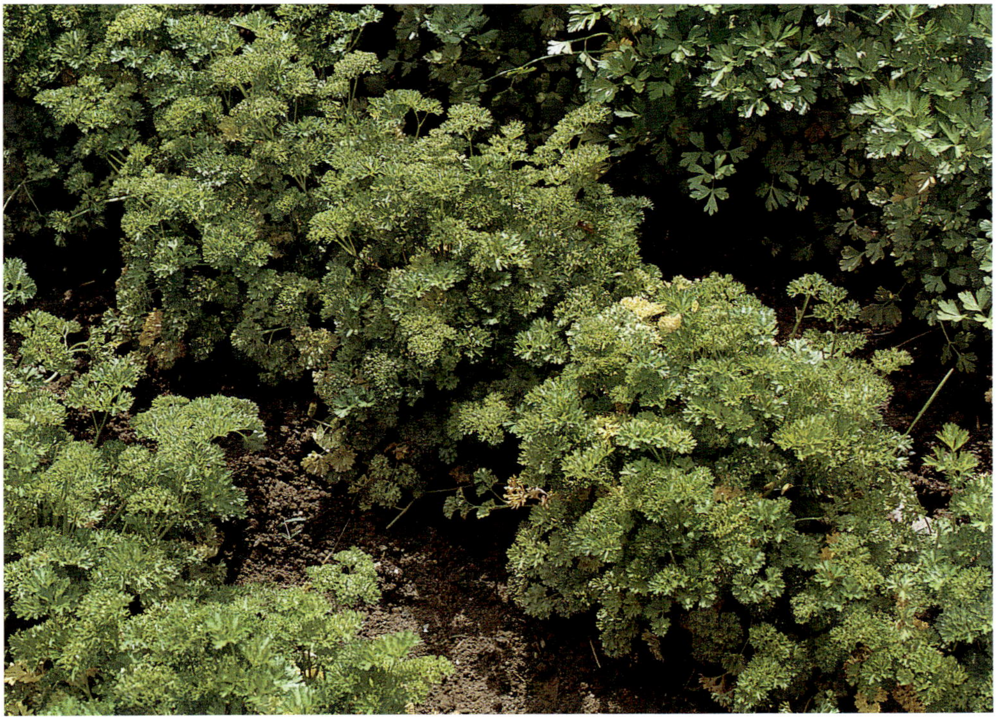

Petersilie ist eine zweijährige bis zu 40 cm hohe Pflanze mit leuchtend grünen, gefiederten Blättern. Die Blätter der glattblättrigen Petersilie dienen eher zum Würzen, während man die krausblättrige Variante häufig zum Garnieren von Speisen verwendet. Im Sommer des zweiten Jahres erscheinen die hellgelben Blüten, die in Dolden stehen und zu braungrauen Samen mit länglichen Rippen ausreifen.

Kultivierung

Petersilie wird im Frühjahr auf feuchtem und bereits gut erwärmten Boden ausgesät. Versuchen Sie breitwürfig zu säen, um das lästige Auslichten zu vermeiden oder mit einem Reihenabstand von 10 – 15 cm. Petersilie wird jährlich ausgesät, da sie milde Winter zwar überlebt, jedoch als Einjährige kultiviert wird. Sie liebt einen sonnigen, freien Standort und humusreichen Boden, der nicht frisch gedüngt sein darf.

Bei Trockenheit muss gegossen werden, damit die Pflanze nicht vorzeitig blüht und Samen bildet. Sie sollten regelmä-

- Das Aroma von Petersilienstängeln ist noch intensiver als das der Blätter; die Stängel eignen sich als Gewürz für Suppen, Ragouts sowie Fleisch- und Gemüsefüllungen.
- Samen, die zwei bis drei Tage lang im Gefrierfach aufbewahrt wurden, keimen schneller.

■ Die Petersilienwurzel ist rübenartig verdickt und wird zu Püree verarbeitet oder als Gewürz in Bouillon und Eintöpfen verwendet. Petersilienwurzel kann auch im Winter geerntet werden, wenn das Blattwerk abgestorben ist.
■ Glatte Petersilie hat ein intensiveres Aroma, das auch beim Kochen nicht verloren geht.

ßig von Hand jäten und alte Blätter und Blütenstände entfernen, damit die Pflanze wüchsig bleibt.

Vermehrung

Petersilie keimt so langsam, dass Gärtner einst sagten, dass die Pflanze „sieben Mal den Teufel besuchen muss, bevor sie aufgeht!". Rechnen Sie deshalb mit einer Keimzeit zwischen sechs und acht Wochen und gießen Sie regelmäßig. Um die Zeit ein wenig zu verkürzen, können Sie die Saatfurchen vor der Aussaat mit heißem Wasser begießen. Am einfachsten ist es, Jungpflanzen zu kaufen, die anschließend im Abstand von 20 cm ausgepflanzt werden.

Ernte und Aufbewahrung

Schneiden Sie Petersiliengrün je nach Bedarf, aber reißen Sie dabei nicht die Pflanzen aus. Mithilfe einer Pflanzglocke kann die Ernte verlängert werden.

Petersilie lässt sich gut einfrieren (insbesondere Krause Petersilie), verliert allerdings an Aroma. Getrocknete Petersilie besitzt überhaupt kein Aroma.

Verwendung

Mit Petersilie lässt sich fast jedes Gericht verfeinern, denn das Gewürz verzaubert Augen und Gaumen gleichermaßen. Fein gehackte Petersilie wird zu rohen und gekochten Ge-

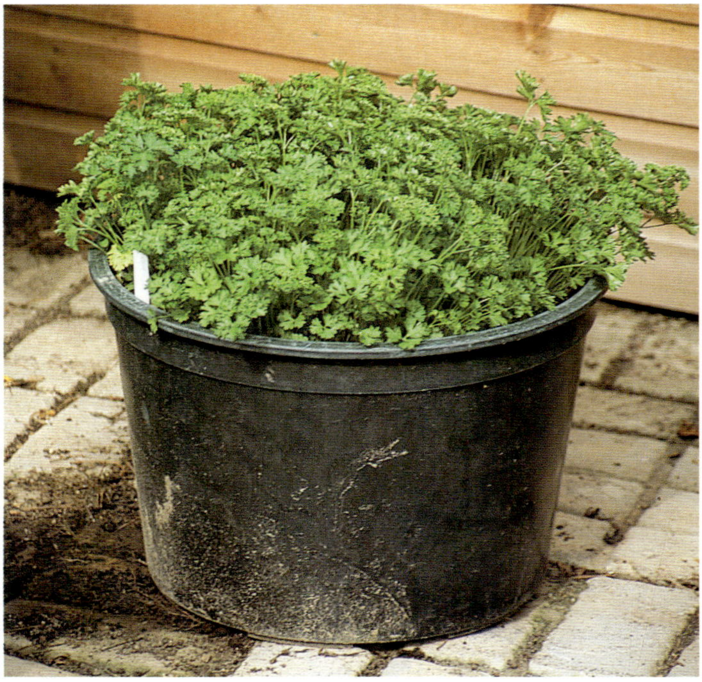

► Ein großer Topf mit Petersilie befindet sich immer in Reichweite und kann außerdem leichter vor Kälte geschützt werden. So lässt sich die Ernteperiode verlängern.

richten zugegeben. Petersilie ist eine wichtige Zutat der französischen Kräutermischung Bouquet garni, ferner von Grüner Sauce oder von Kräuterbutter. Petersiliensamen sind Bestandteil zahlreicher hausgemachter Liköre.

Dicht gepflanzte Petersilie ist eine wunderbare Beeteinfassung.

Medizinische Wirkung

Kräftigend, anregend, harntreibend, schweißtreibend, fördert das Abhusten. Petersilie ist reich an Vitamin A und B (sie enthält auf das Volumen bezogen mehr Vitamin A und B als eine Orange) und ist ferner eisen- und kalziumhaltig. Ein Tee aus Petersilienwurzeln wird bei Blasenbeschwerden empfohlen.

Tradition

Bei den alten Griechen zeichnete man erfolgreiche Sportler mit Petersilie aus, der Pflanze, die einst von Herkules erwählt wurde. Rennpferde wurden mit großen Petersiliensträußen gefüttert, um sie vor Rennen zu kräftigen. Die Römer versuchten, die Alkoholdünste nach Orgien zu zerstreuen, indem sie große Mengen Petersilie verzehrten.

Bis ins Mittelalter galt Petersilie vor allem als Arzneipflanze und erst im 15. Jahrhundert hielt sie Einzug in die Küche.

Auf dem Land hält sich bis heute eine Bauernregel, nach der man niemals Petersilien von einem Garten in den anderen verpflanzen darf. Dieser Aberglaube hat einen wahren Kern, denn Petersilie lässt sich tatsächlich nur schlecht umpflanzen.

REZEPT

Marokkanisches Hühnchen mit Petersilie

Für dieses herzhafte, aber leichte Gericht schneiden Sie einen großen Bund Petersilie, eine Stange Sellerie und die Schale einer unbehandelten Zitrone in feine Stücke, geben das Ganze zu 1 kg gehäuteten und gewürfelten Tomaten, salzen, pfeffern (1 gehäufter Teelöffel) und fügen einen halben Löffel zerstoßener Chilischoten zu. Diese Mischung wird in ein 1,5 kg schweres Hähnchen gefüllt, das anschließend mit etwas Olivenöl bepinselt wird. Falls Sie einen Couscoussier besitzen, das traditionelle Kochgeschirr für die Zubereitung von Couscous, geben Sie das gefüllte Hühnchen in den oberen Teil und füllen den unteren Teil mit 3 – 4 l kochendem Wasser. Ersatzweise können Sie auch einen Dampfeinsatz mit dem dazugehörigen, großen Kochtopf verwenden. Lassen Sie das Hühnchen nun 90 Minuten bei mittlerer Hitze kochen.
Dazu reicht man einen Dip aus Salz und Kreuzkümmel, in den die Fleischstückchen getunkt werden.

Rosmarin

Lippenblütler *Rosmarinus officinalis*
Antonkraut, Weihrauchkraut, Meertau, Maria Reinigung

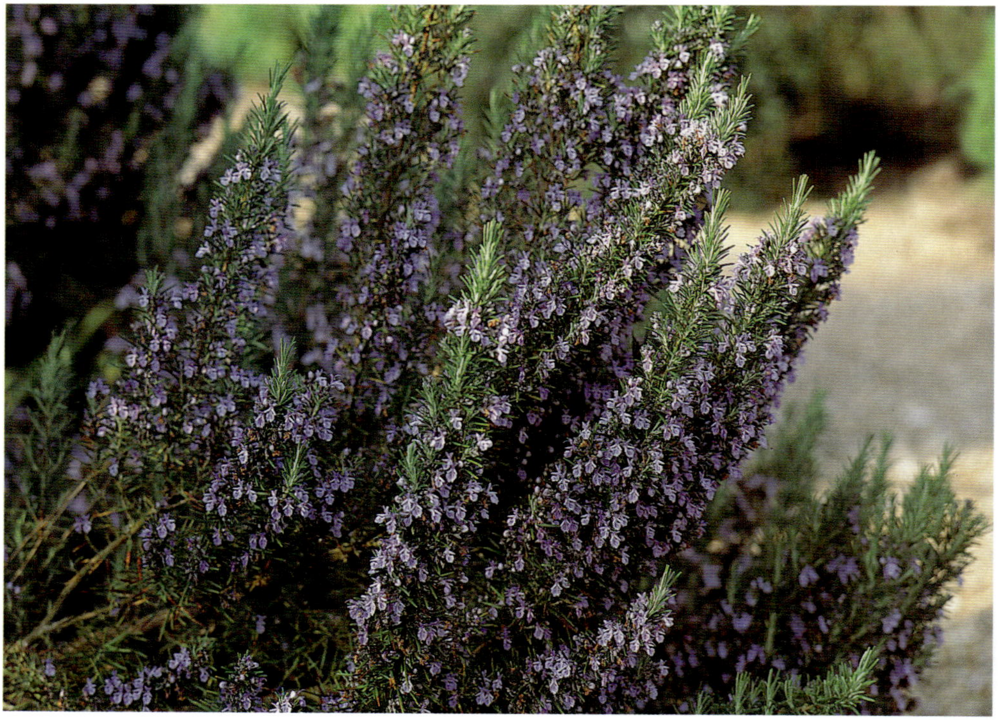

Rosmarin ist ein immergrüner, 70 – 80 cm hoher Halbstrauch, der bei guten Bedingungen bis zu 2 m hoch wird. Junge Sträucher wachsen aufrecht, doch im Laufe der Jahre neigen die Zweige sich stärker und liegen schließlich fast am Boden. Die verholzten Zweige tragen nadelartige, ledrige und gegenständige Blätter mit dunkelgrüner Oberseite. Durch die weißliche Unterseite erscheint der Strauch insgesamt graugrün gefärbt.

Rosmarin verströmt einen kiefernartigen Geruch. Er blüht am Wildstandort vom frühen Winter bis ins späte Frühjahr (manchmal bereits im Herbst). Die blassblauen Blüten stehen in kleinen Gruppen an den Triebspitzen.

Zerkleinern Sie getrocknete Rosmarinblätter in grobe Stücke, damit sie ihr volles Aroma entwickeln können.

Kultivierung

Rosmarin liebt durchlässigen, eher trockenen, kalkhaltigen Boden und sonnige, warme Standorte. Bei schwerem und tonigem Boden sollten Sie die Pflanze in Töpfen ziehen. Wegen seines tiefen Wurzelwerks sollte Rosmarin möglichst nicht umgepflanzt werden, sobald er gut angewachsen ist. Nach dem Pflanzen muss gründlich gegossen werden.

Die Pflanze reagiert sehr empfindlich auf nasse Kälte. Eine Dränageschicht aus Sand sollte deshalb vor dem Setzen in den Boden eingearbeitet werden. Zum Kälteschutz dient eine Streu aus Rindenmulch, Herbstlaub oder getrockneten Farnwedeln. Rosmarin-Hochstämmchen müssen in den ersten Jahren gestützt werden, da der junge Stamm relativ empfindlich ist. Rosmarin lässt sich gut in Form schneiden und kann als niedrige Hecke (50 – 70 cm) gezogen werden.

Zweige, die beim Rückschnitt von Rosmarin anfallen, können als anregender Badezusatz oder für Haarspülungen verwendbar werden.

Vermehrung

Verholzte Zweige können im Spätsommer oder Frühherbst sehr leicht als Stecklinge geschnitten werden. Man pflanzt sie in ein Sand-Komposterde-Gemisch und schützt die Stecklinge während der Wintermonate im Frühbeet oder durch eine Pflanzglocke. Im folgenden Frühjahr pflanzt man die bewurzelten Pflänzchen im Abstand von mindestens 50 cm aus.

Ernte und Aufbewahrung

Frische Rosmarinblätter können ganzjährig gepflückt werden. Die getrockneten Blätter sollten in einer Dose luft- und lichtgeschützt aufbewahrt werden, damit das Aroma möglichst lange erhalten bleibt. Die frischen Blüten werden in der Küche wie Rosmarinblätter verwendet.

▼ Rosmarin ist eine Pflanze der Sonne die regelmäßig geschnitten werden kann.

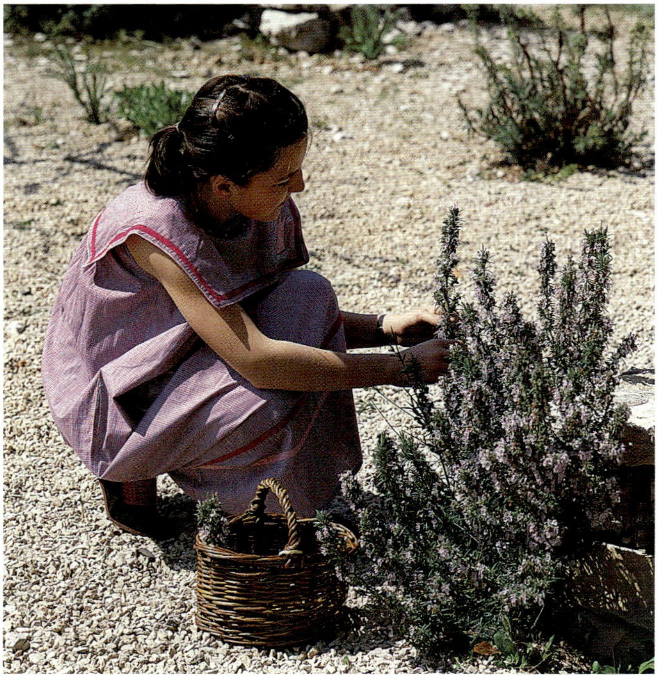

Verwendung

Normalerweise ist Rosmarin das klassische Gewürz zu Lammfleisch, doch passt er ebenfalls sehr gut zu Schwein, Kaninchen, Geflügel und weißem Fleisch. Marinaden, Spieße und anderes Grillfleisch gewinnen durch Rosmarin. Auch zu gegrilltem oder pochiertem Fisch, an Wildgerichten, Eintöpfen und Ragouts ein vorzügliches Gewürz!

Fein geschnittener Rosmarin ist besonders schmackhaft zu Gemüse, beispielsweise zu Tomaten, Zucchini und Kartoffeln.

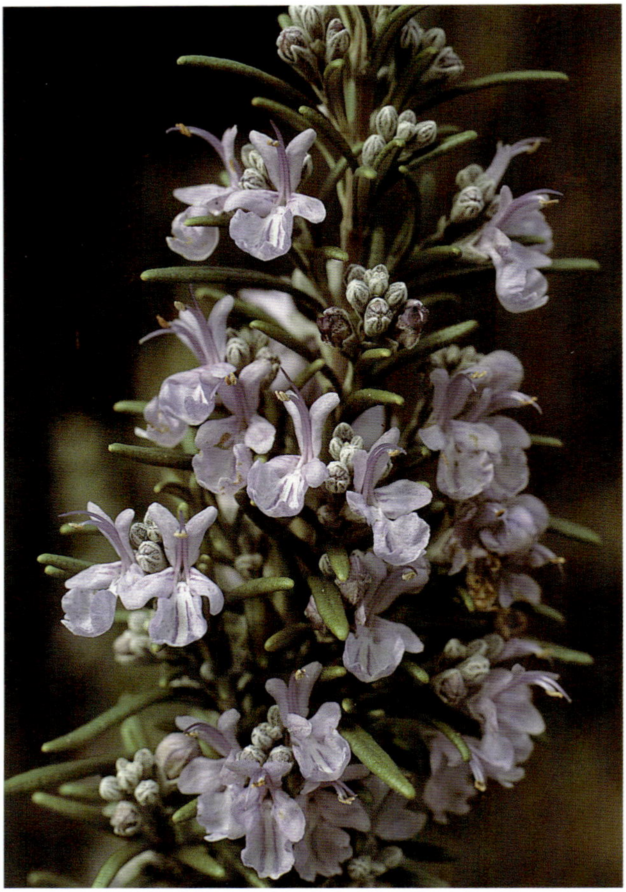

▲ Die zartblauen Blüten können Salate und winterliche Gerichte verzieren.

Medizinische Wirkung

Generell anregend und kräftigend, harntreibend, fördert den Gallefluss, krampfstillend, antirheumatisch. Als belebender Badezusatz wirkt Rosmarin straffend und gegen Wassereinlagerungen. Als Tee verdauungsfördernd. Kochen Sie Rosmarin mit einem Teil Wein und zwei Teilen Wasser als Stärkungstrunk.

Tradition

Im Mittelalter verbrannte man Rosmarinzweige, um Seuchen einzudämmen.

Während des Zweiten Weltkriegs wurde Krankenhäusern empfohlen, eine Mischung aus Rosmarinblättern und Wacholderbeeren zu verbrennen, um Krankheitskeime abzutöten. Heute sind die keimtötenden Eigenschaften von Rosmarinöl wissenschaftlich nachgewiesen. Der Legende nach trugen Studenten im alten Griechenland einen Rosmarinkranz auf dem Kopf, um für Prüfungen zu lernen, da die Pflanze angeblich das Gedächtnis stärkt.

Die Jungfrau Maria, so heißt es, breitete auf der Flucht nach Ägypten ihren blauen Mantel über einen Rosmarinstrauch, dessen Blüten daraufhin die Farbe des Mantels annahmen. Seitdem erscheinen die blauen Blüten des Rosmarins, der bis zu diesem Tag weiße Blüten trug, bereits im Januar.

Tiefgefrorene Rosmarinblätter besitzen ein stärkeres Aroma und sollten deshalb in geringer Dosis verwendet werden.

REZEPT

Rosmarinwein

Bringen Sie 1 l Rotwein, 50 g Rosmarinblätter, zwei Gewürznelken und ein Stück Bitterorangenschale zum Kochen. Lassen Sie das Ganze 20 Minuten köcheln und geben Sie anschließend 50 g Puderzucker und ein kleines Glas weißen Rum dazu. Nach dem Filtrieren und Abfüllen wird der Wein vor dem Verzehr einige Wochen kühl gelagert.

Safran

Schwertliliengewächse
Suppengelb, Gelbe Würze

Crocus sativus

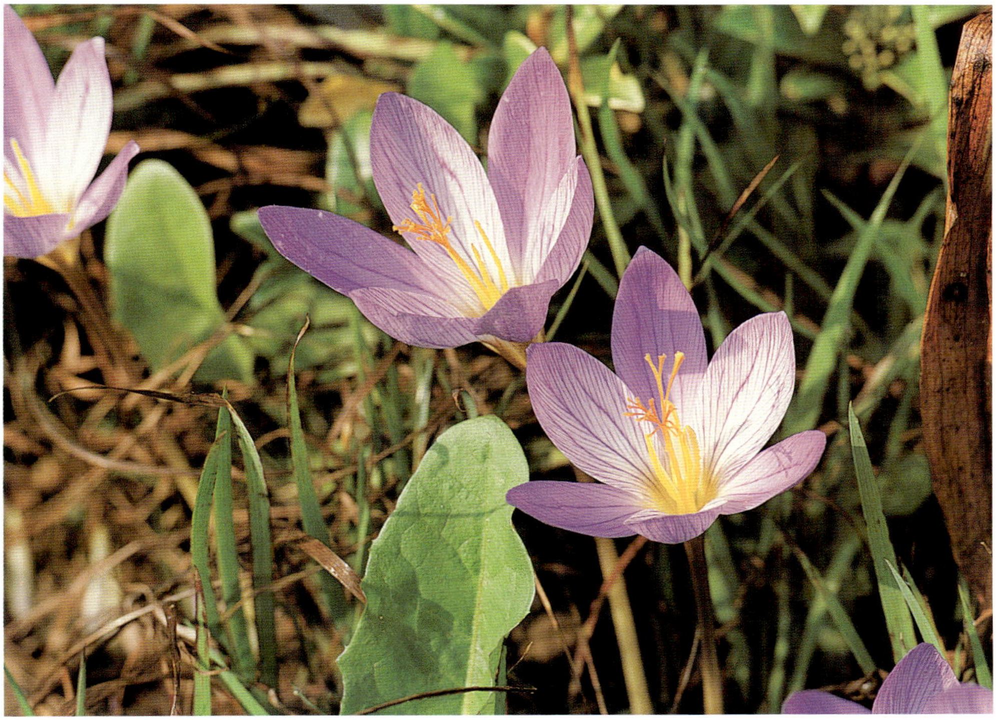

Safran stammt ursprünglich aus Persien und Indien, doch er wird auch in Spanien großflächig angebaut. Die zwiebelähnliche Knolle treibt von September bis Oktober blassviolette Blüten. In der Blütenmitte steht der leuchtend rote Griffel, der drei orangerote Narbenschenkel trägt. Dieser sehr aromatische Teil der Pflanze bildet nach der Ernte das Safrangewürz. Die krokustypischen, schmalen grünen Blätter erscheinen nach der Blüte.

Kultivierung

Safranknollen werden im Frühjahr 10 cm tief im Abstand von 15 cm gepflanzt. Der Standort sollte sonnig, der Boden locker und durchlässig sein. Nach der Ernte der Blüten lässt man die Knollen in der Erde oder rodet sie, sobald die Blätter vollständig vertrocknet sind. Sie werden im Allgemeinen sofort auf eine neue Parzelle gepflanzt und in rauem Klima vor Frost geschützt. Für 1 kg Safran werden ungefähr 160 000 Pflanzen benötigt.

Da gemahlener Safran immer noch häufig gefälscht wird, sollten Sie ausschließlich Safranfäden kaufen.

Man weicht Safranfäden vor der Verwendung in etwas Wasser oder Brühe ein, da das Gericht auf diese Weise gleichmäßiger gefärbt wird. Wahlweise können Sie die Fäden mit einem Stößel im Mörser zerkleinern.

Vermehrung

An geeigneten Standorten vermehren sich die Zwiebelknollen von selbst, sofern sie nicht umgepflanzt werden.

Ernte und Aufbewahrung

Die Narben werden vorsichtig von Hand geerntet – nach Möglichkeit morgens, um die Mittagshitze zu vermeiden. Anschließend werden die Safranfäden auf sehr kleiner Flamme oder im Ofen getrocknet. Bewahren Sie das kostbare Gewürz in einem luftdichten Gefäß an einem trockenen und dunklen Ort auf. Bei sehr geringer Ernte können Sie die Fäden zwischen Löschpapier trocknen lassen.

Verwendung

Safran ist das teuerste Gewürz der Welt – doch es ist nicht nur der Preis, der dieses Gewürz außergewöhnlich macht: Jede gute Paella, Muschel- oder Fischsuppe, natürlich auch die Bouillabaisse, wird mit einer Prise Safranfäden gewürzt. Safran verfeinert ebenfalls Geflügel, geschmortes Rindfleisch, Tomatensaucen, Eierspeisen, Reisgerichte und Innereien und sogar manche Desserts.

▼ Die Narben werden nach der Ernte bei schwacher Hitze getrocknet, um sie haltbar zu machen.

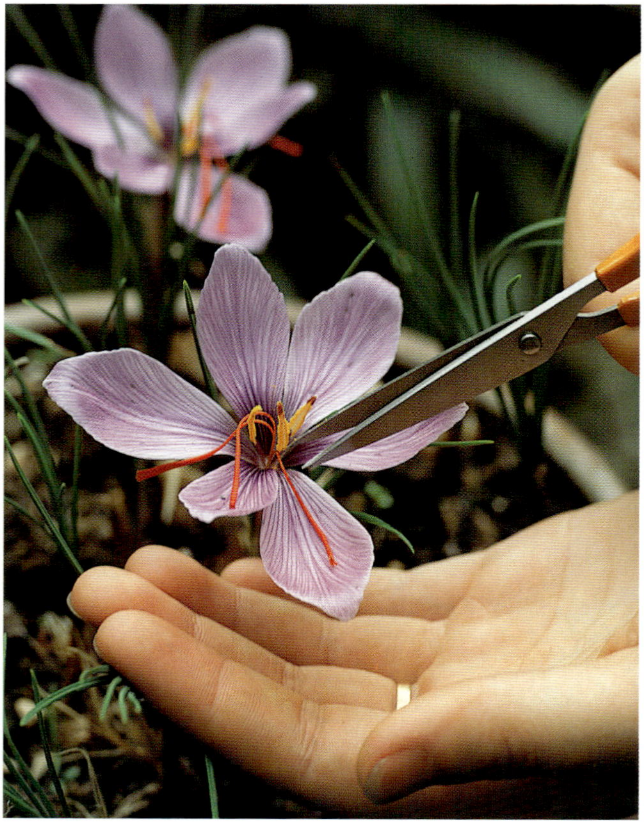

Safran ist trotz seines Preises kein unerschwingliches Gewürz, da man mit einer Messerspitze bereits ein Gericht für sechs Personen würzen kann.

Medizinische Wirkung

Anregend, appetitanregend, krampfstillend, leicht narkotisch, menstruationsfördernd, hustenstillend.

Tradition

Safran gehört sicher zu den ältesten Gewürzen der Menschheit. Bereits im 10. Jahrhundert vor Christus brachten die Phönizier Safran von ihren Reisen mit. Alexander der Große vergoss angeblich Tränen vor den überwältigenden blühenden Safranfeldern, die er in Indien entdeckte.

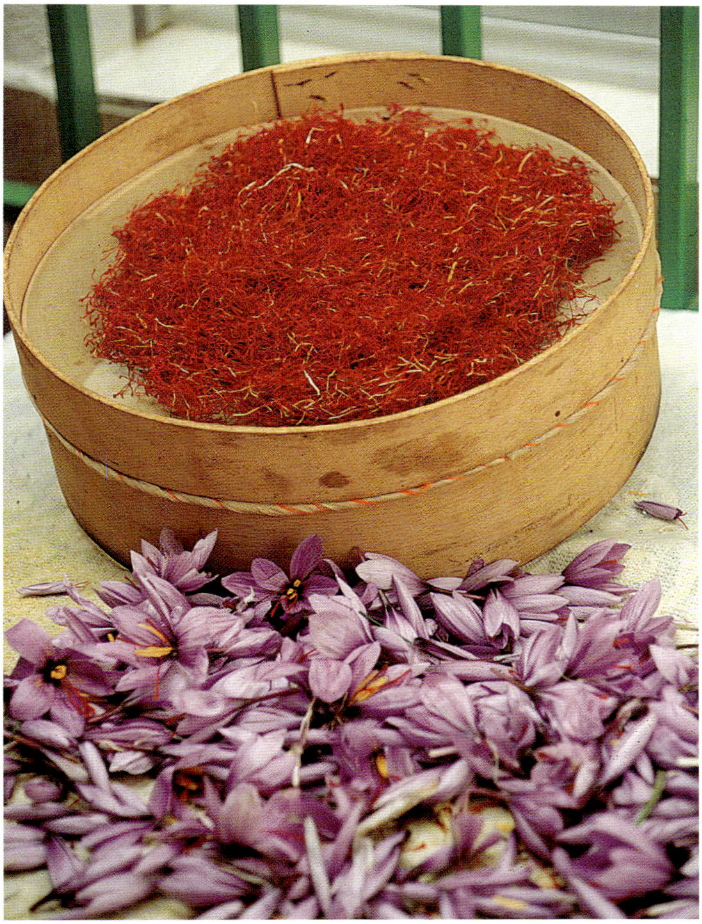

◀ Spanischer Safran. In Kastilien-La Mancha befinden sich heute noch die europa- und weltweit wichtigsten Anbaugebiete.

■ *Crocus sativus* darf nicht mit der äußerst giftigen Herbstzeitlosn (*Colchicum autumnale*) verwechselt werden, einer verwandten Pflanze, die zur selben Zeit blüht.

■ Sie sollten Safran aber auch nicht mit dem goldgelben Kurkumapulver (Gelbwurzel) oder mit Färberdistelblüten (Saflor, falscher Safran) verwechseln, zwei sehr billigen Gewürzen, die Straßenhändler Touristen häufig als besonders gutes Geschäft unterjubeln.

Safran kostet pro Kilogramm zehnmal mehr als Trüffel. In Spanien, vor allem in der Region Kastilien-La Mancha, befinden sich heute die weltweit wichtigsten Anbaugebiete.

Seit der Renaissance galt Safran aus Gâtinais, einer Gegend bei Paris, als der beste Europas. Anfang des 20. Jahrhunderts wurde die Produktion dort eingestellt, doch das Gewürz hat seine Spur in der lokalen Küche hinterlassen (beispielsweise Safranbrötchen oder Innereien mit Safran).

Die alten Griechen verwendeten Safran als Färbemittel (ein Luxus, wenn man den Preis bedenkt), desgleichen in China, wo die Farbe Gelb nur vom Kaiser getragen werden durfte.

REZEPT

Safranessig

Geben Sie ein paar Safranfäden, zwei Knoblauchzehen und einen Thymianzweig in eine Flasche guten Essig. Verzaubern Sie Salate und Marinaden mit dieser neuen und unerwarteten Geschmacksnote.

Echter Salbei

Lippenblütler *Salvia officinalis*
Edelsalbei, Gartensalbei, Königssalbei, Salver

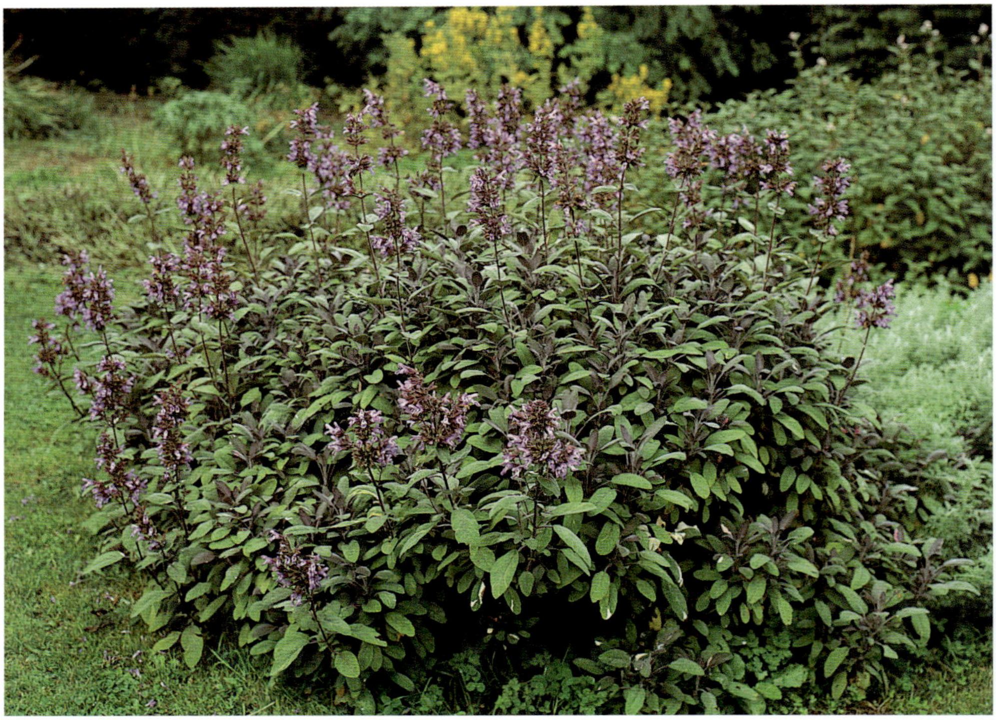

Echter Salbei ist ein winterharter Halbstrauch von 30 – 50 cm Höhe. Die vierkantigen Stängel tragen stark geäderte, graugrüne ovale Blätter mit leicht flaumiger Oberfläche. Die hübschen violetten oder blaulilafarbenen Blüten erscheinen von Ende Mai bis Juli und stehen in Ähren.

Kultivierung

Echter Salbei wächst an sehr sonnige Standorten auf durchlässigem, eher trockenem und nährstoffarmem Boden. Die Pflanze gedeiht sehr gut neben Thymian, Rosmarin, Bohnenkraut und Lorbeer. Jungpflanzen müssen regelmäßig gegossen und entspitzt werden. Schneiden Sie die Pflanze im Frühling kräftig zurück, damit sie eine kompakte, gedrungene Form behält.

Salbeiblätter wurden in Notzeiten als Tabakersatz geraucht.

Vermehrung

Echter Salbei hat eine kurze Keimzeit, die Samen sind jedoch selten erhältlich. Erst zwei Jahre nach der Aussaat sind die Pflanzen ausgewachsen. Salbei lässt sich allerdings leicht durch Stecklinge vermehren: Nehmen Sie die Stecklinge im Spätsommer oder Frühherbst und pflanzen die Jungpflanzen im nächsten Frühjahr in 50 cm Abstand aus. Bis zum Anwachsen regelmäßig bewässern.

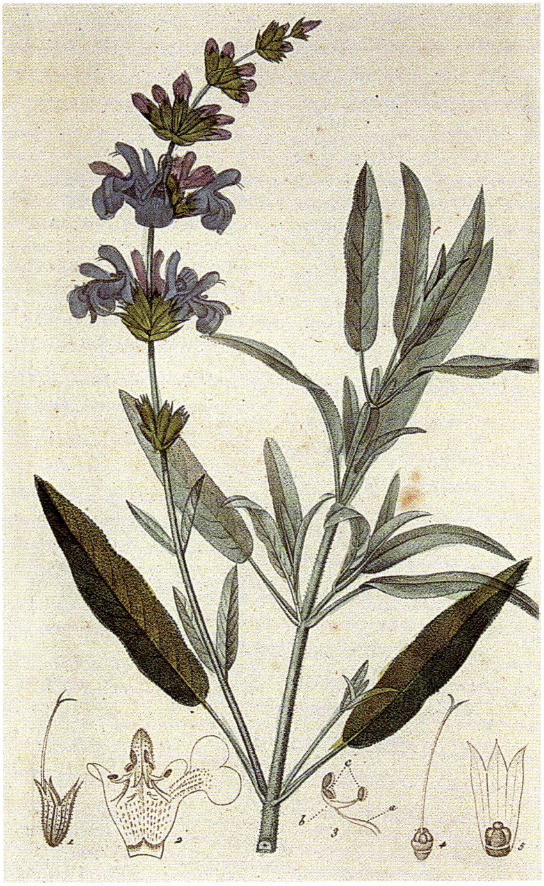

▲ Echter Salbei lässt sich einfach aus Stecklingen ziehen.

Ernte und Aufbewahrung

Die Blätter werden ganzjährig je nach Bedarf geerntet. Sie können anschließend getrocknet und in einem luftdichten Glasgefäß dunkel aufbewahrt werden. Der Geschmack der getrockneten Blätter ist deutlich stärker.

Verwendung

Das zitronige, kampferartige und ein wenig bittere Aroma von Salbei passt gut zu Marinaden, Wurstwaren, Pasteten, Fleischspießen, Geflügel wie beispielsweise Gans, frischem Gemüse und Hülsenfrüchten. Salbei ist in der italienischen Küche sehr beliebt und gehört zur berühmten Saltimbocca alla romana (Kalbsschnitzel mit Parmaschinken), ferner zu Lebergerichten, Fleisch- und Gemüsefüllungen und Käseplatten. Frühlingssalate mit fein zerkleinerten Salbeiblättern haben eine aparte Geschmacksnote.

Medizinische Wirkung

Stärkt das Nervensystem, anregend, verdauungsfördernd, harntreibend, antiseptisch, menstruationsfördernd, krampfstillend; angeblich mit antidepressiver Wirkung. Geben Sie 80 g Salbeiblätter zu 1 l guten Rotwein, lassen die Flüssigkeit eine Woche ziehen, seihen ab und süßen je nach Geschmack. Dieser Salbeiwein soll bei Niedergeschlagenheit, depressiven Verstimmungen sowie Verdauungsstörungen helfen.

Tradition

Der Name Salbei leitet sich vom lateinischen Verb *salvare*, „retten“ ab. In der europäischen Antike, aber auch bei den Arabern, wurde Salbei mit einem langen Leben, ja sogar Unsterblichkeit assoziiert. Unter anderem stärkte die Pflanze

▶ Salbei kann ganzjährig geerntet werden und hat einen festen Platz im Kräuterbeet.

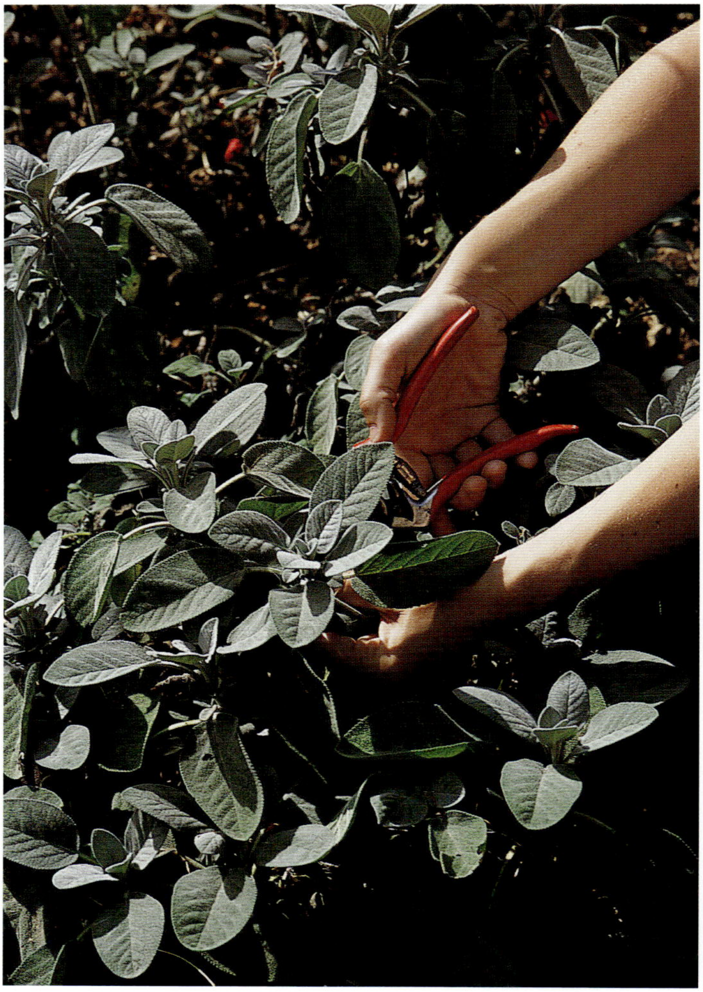

■ Es gibt dutzende unterschiedlicher Salbeiarten, die fast alle als Aromapflanzen genutzt werden. Geben Sie zum Beispiel ein Blatt Honigmelonen-Salbei *(Salvia elegans)* zu Fruchtsalaten, Apfelgelee oder Cocktails.
■ Der Nektar aus Salbeiblüten ist besonders für Bienen sehr anziehend: Das Aroma von Salbeihonig ist ausgesprochen köstlich.

angeblich die geistigen Fähigkeiten und half außerdem bei Schlangenbissen.

Die berühmte Ärzteschule von Salerno (Italien, 12./13. Jahrhundert) machte aus Salbei eine Wunderpflanze und ein wahrhaftiges Allheilmittel, sodass man später behauptete, ein Mann könne nicht sterben, wenn Salbei in seinem Garten wachse. Zur Entgegnung hieß es dann, in den Gärten sei kein Mittel gegen den Tod gewachsen.

REZEPT

Salbeikrapfen

Schlagen Sie ein Eigelb mit 250 ml eiskaltem Wasser und fügen Sie 125 g Mehl hinzu. Tauchen Sie anschließend Salbeiblätter in diesen sehr leichten Krapfenteig und backen Sie diese in einer Fritteuse in heißem Öl aus. Man serviert die knusprigen, noch heißen Krapfen als originelle Knabberei.

Sauerampfer

Knöterichgewächs *Rumex acetosa*
Salatampfer, Sauergras, Sauerknöterich

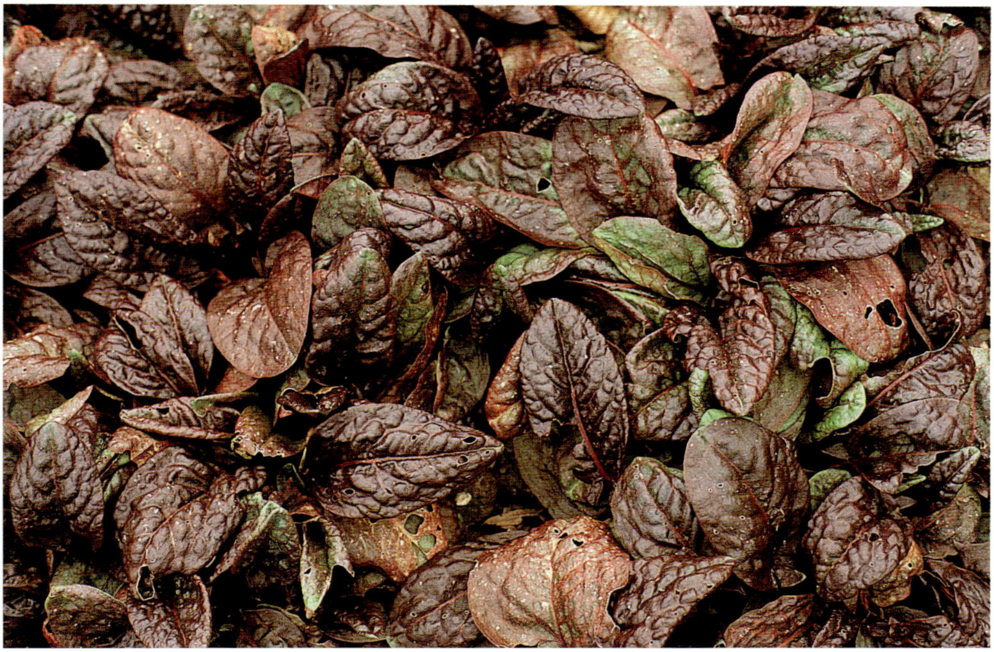

Sauerampfer ist eine 30 cm hohe Staude mit großen ovalen und langstieligen Blättern, die dichte Büschel bildet. Weibliche Pflanzen tragen im Spätfrühling 80 cm hohe, rispenähnliche Blütenstände mit zahlreichen grünen oder rötlichen Blüten.

Kultivierung

Sauerampfer liebt tiefgründigen, frischen Boden, damit sich seine kräftige Pfahlwurzel gut verankern kann. Die Pflanze wächst nicht auf kalkhaltigem Boden, sondern bevorzugt neutrales oder leicht saures Erdreich und einen freien Standort, der nachmittags möglichst im Halbschatten liegen sollte. In Trockenperioden muss regelmäßig bewässert werden, denn die Blätter werden durch starke Trockenheit zu sauer. Guter Schneckenschutz ist wichtig. Durch regelmäßiges Ernten regt man das Nachwachsen zarter Triebe an.

Es empfiehlt sich, das erste Kochwasser der Blätter rasch zu wechseln und mit frischem Wasser fortzufahren, um den Säuregehalt der Blätter zu verringern.

Vermehrung

Im Allgemeinen durch Teilen der Stauden, indem man im Frühjahr bewurzelte Ausläufer abtrennt. Der Pflanzabstand

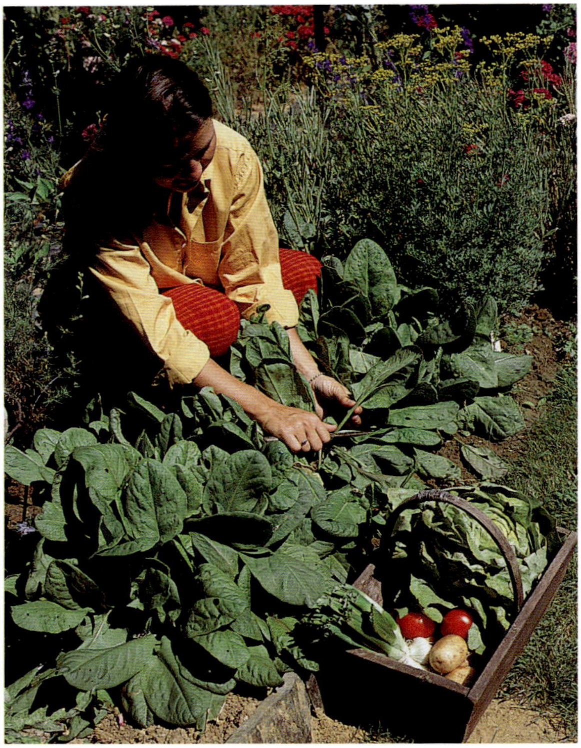

▲ Sauerampfer sollte so oft wie möglich geerntet werden, damit sich rasch junge und zarte Blätter bilden.

beträgt 25 – 30 cm. Auch Aussaat ist möglich, doch der Samen keimt unregelmäßig und die Keimlinge müssen im Frühjahr rasch vereinzelt werden.

Ernte und Aufbewahrung

Die Blätter werden während der gesamten Wachstumsperiode von Hand gepflückt. Leicht in Butter gedünsteter Sauerampfer lässt sich gut einfrieren und kann im Winter als Zutat von Suppen und Saucen verwendet werden.

Verwendung

Wenn man den säuerlichen Geschmack der jungen Blätter mag, kann man diese in gemischten Blattsalat geben. Klassische Gerichte sind die sämige Sauerampfersuppe, Omelette mit Sauerampfer und Sauerampfersauce als Beilage zu Fisch.

Medizinische Wirkung

Blutreinigend (die Pflanze ist zusammen mit Brennnessel, Löwenzahn, Petersilie und Kreuzkümmel für die „Frühjahrskur“ geeignet), außerdem leicht abführend. Sauerampfer enthält viel Vitamin A und C; wegen seines Oxalsäuregehalts wird Sauerampfer nicht für Rheumapatienten empfohlen.

Tradition

Sauerampfer war in Ägypten sehr beliebt; Spuren der Pflanze haben sich in Pharaonengräbern gefunden. Bei den Griechen und Römern stand er in hohem Kurs, da er für die Verdauung der üppigen Bankette förderlich war. Heutzutage wird Sauerampfer, der in den meisten europäischen Ländern wenig bekannt ist, vorwiegend in Frankreich verzehrt.

Wenn möglich, sollten Sie sterile Sauerampferpflanzen wählen, da sie praktisch keine Samen bilden und größere Blätter besitzen. Die aus Kanada stammende Sorte ‘Profusion’ kommt nicht zum Blühen.

REZEPT

Sauerampfer-Chiffonade

Sauerampferblätter werden gewaschen und die Stiele entfernt. Die Blätter werden anschließend aufgerollt, aufeinander gelegt und mit einem rostfreien Messer in Streifen geschnitten. Dünsten Sie das Gemüse in etwas Butter, würzen zum Schluss und servieren es als Beilage zu Fisch.

Schnittlauch

Liliengewächse *Allium schoenoprasum*

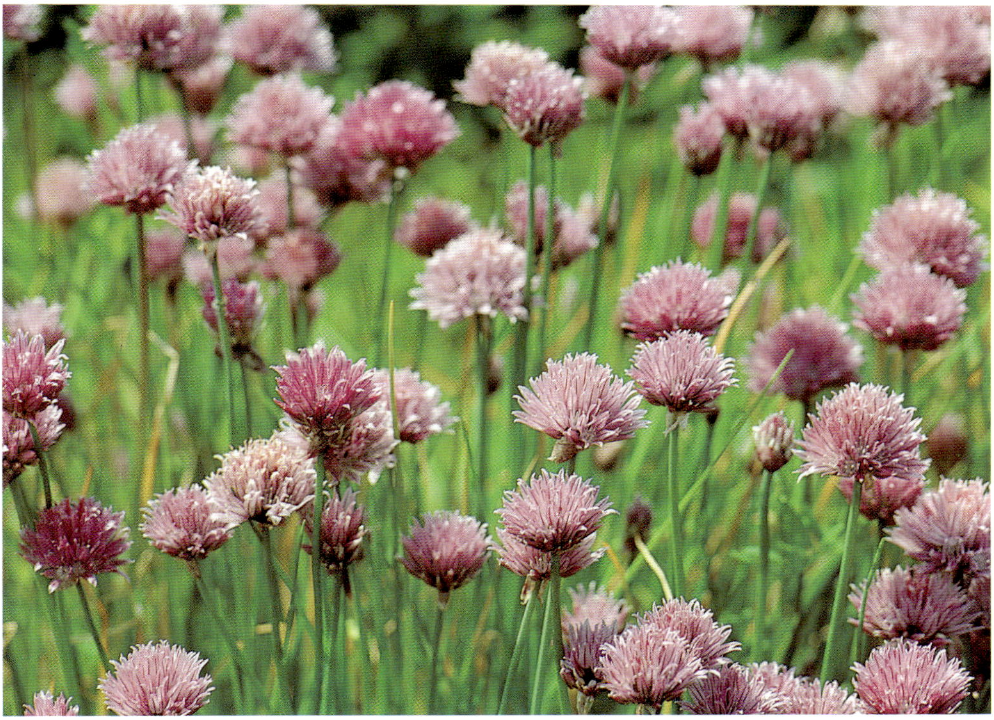

Diese robuste Staude ist mit Knoblauch und Zwiebel verwandt. Seine leuchtend grünen aufrechten, nach Zwiebeln riechenden Blätter sind röhrenförmig und werden kaum größer als 30 cm. Im Mai erscheinen die kugeligen Blütenstände mit rosavioletten Blüten, die zum Verzehr geeignet sind.

Kultivierung

Schnittlauch gehört zu den Kräutern, die sich am leichtesten anbauen lassen und wächst in voller Sonne sowie im Halbschatten. Schnittlauch gedeiht auf allen Böden, sofern diese nicht sehr kalkhaltig sind, bevorzugt allerdings humushaltige und durchlässige Böden.

Aussaat und Jungpflanzen müssen regelmäßig gegossen werden. Durch Entfernen der Blütenknospen sorgen Sie für dichte und buschige Pflanzen. Im ersten Jahr sollten Sie nicht zu viel ernten, damit sich kräftige Wurzeln bilden können. Je häufiger Sie später allerdings Ihren Schnittlauch schneiden, desto ergiebiger wird die Ernte ausfallen.

Schnittlauchblüten werden senkrecht getrocknet, indem man die Stängel durch die Löcher eines feinen Gitters steckt. So halten die Blüten sich lange und schmücken jeden Trockenblumenstrauß.

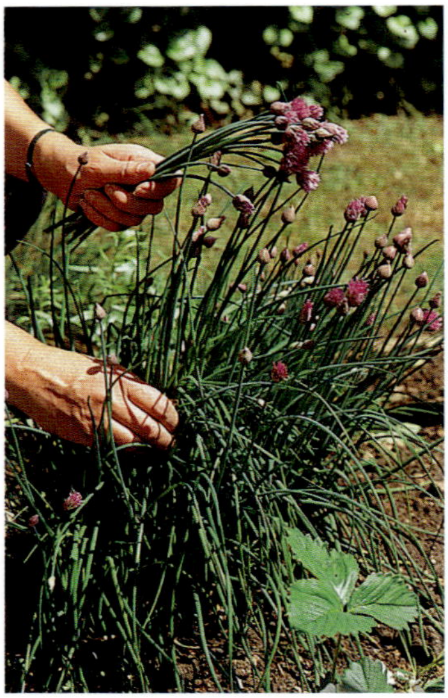

▲ Wenn man die Blüten pflückt, gedeiht das Schnittlauchgrün besser.

Vermehrung

Die billigste Variante ist die Aussaat, denn die Samenkörner keimen innerhalb von drei oder vier Wochen. Ein frischer Boden ist wichtig; zu dicht stehende Pflanzen sollte man auf jeden Fall vereinzeln.

Schnittlauchstauden, die drei Jahre oder älter sind, werden in mehrere Stücke geteilt und jeweils im Abstand von 15–20 cm neu eingepflanzt. Schnittlauch gedeiht hervorragend in Töpfen und Blumenkästen; auf diese Weise kann man an einem geschützten Ort länger frischen Schnittlauch ziehen.

Ernte und Aufbewahrung

Schnittlauch wird von Frühling bis Herbstanfang je nach Bedarf geerntet. Fein geschnittener Schnittlauch lässt sich mit etwas Brühe gut in Eiswürfelbehältern einfrieren. Getrockneter oder direkt eingefrorener Schnittlauch enttäuscht dagegen durch seinen faden Geschmack.

Verwendung

Schnittlauch ist ein wunderbares Gewürz für Salate, aber auch für Gerichte mit Fisch, Eiern, weißem Fleisch und Geflügel, wie auch für Frischkäsezubereitungen und Saucen. Geben Sie im letzten Moment ein wenig Schnittlauch hinzu oder verzieren Sie mit den Blüten Salate und andere Gerichte.

Graben Sie am Ende des Winters einen Schnittlauchbusch im Garten aus und pflanzen Sie diesen in einen Topf. An einem sonnigen Platz im Haus treibt die Pflanze aus und liefert schon einen Monat früher frischen Schnittlauch.

Medizinische Wirkung

Appetitanregend, anregend, harntreibend, reich an Vitamin A und C.

Tradition

Seit über 5 000 Jahren schätzen die Menschen Schnittlauch. Die ürsprüunglich orientalische Pflanze wurde sehr viel in der chinesischen Küche und bei den alten Griechen verwendet, gelangte jedoch erst im 16. Jahrhundert in europäische Gärten.

Einst hängte man einen kleinen Schnittlauchstrauß auf, um sein Haus vor dem bösen Blick zu bewahren.

REZEPT

Warmes Baguette mit Schnittlauchbutter

Vermengen Sie mit einer Gabel drei große Löffel fein gehackten Schnittlauch mit 100 g Butter. Schneiden Sie ein Baguette in zwei Hälften und bestreichen Sie beide Seiten mit der Schnittlauchbutter. Salzen, pfeffern und in Aluminiumfolie einwickeln, dann 10 Minuten im vorgeheizten Ofen aufbacken.

► Rechte Seite: Gerade geöffnete Schnittlauchblüten lassen sich gut für Wintersträuße trocknen.

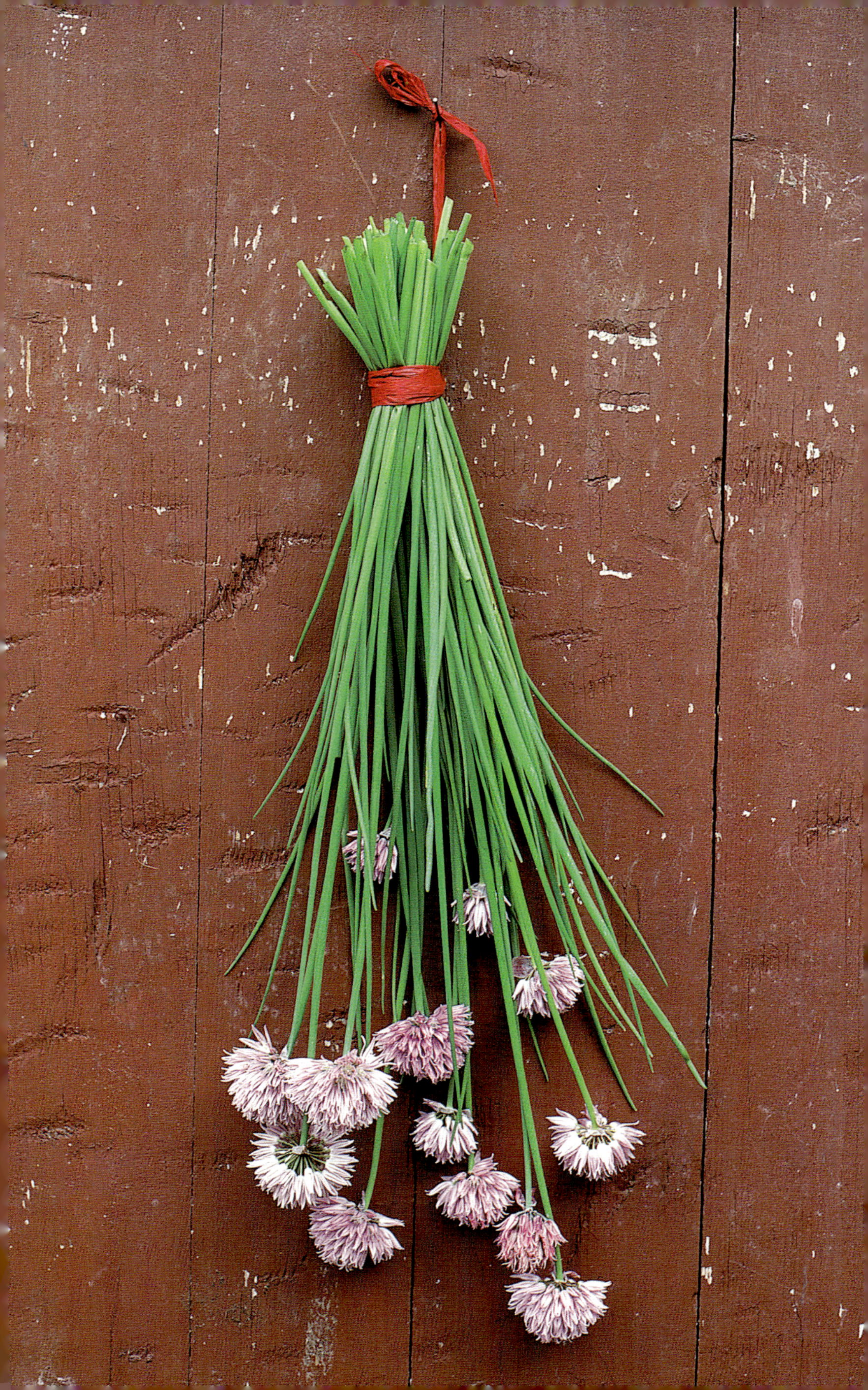

Echter Thymian

Lippenblütler *Thymus vulgaris*
Demut, Gartenthymian, Welscher Quendel, Römischer Quendel, Zimis

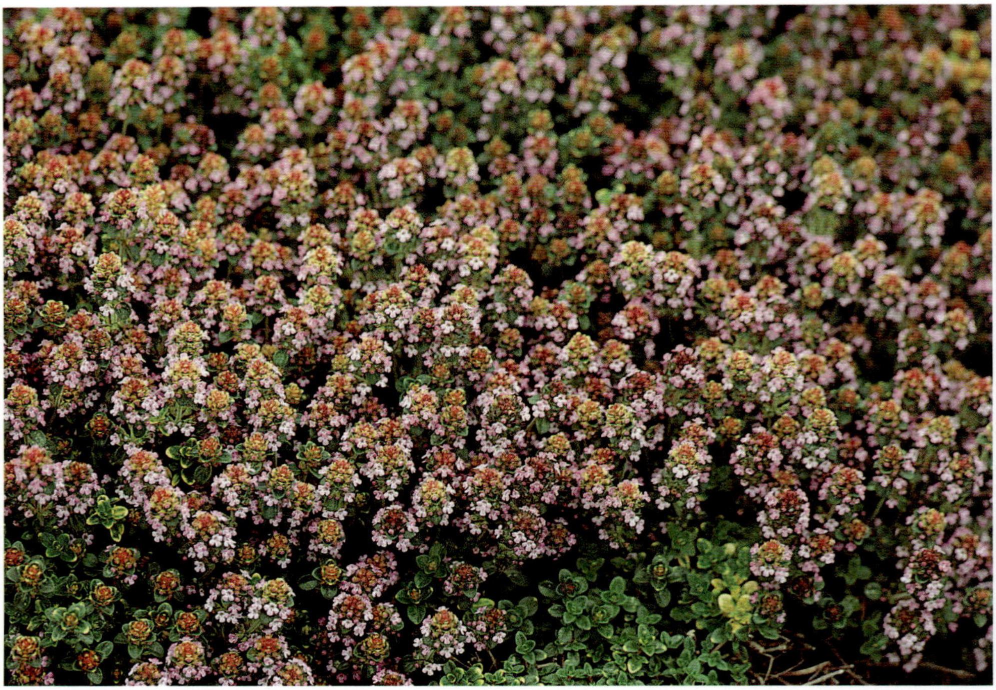

Echter Thymian ist eine kleine Staude von 3 – 30 cm Höhe, die kleine graugrüne Blätter besitzt. Der Strauch blüht von Juni bis Juli mit fliederfarbenen Blüten in köpfchenartigen Blütenständen. Auch der Duft des nah verwandten Feldthymian oder Quendel *(Thymus serpyllum)* erinnert an die Länder des Mittelmeers.

Kultivierung

Echter Thymian liebt einen leichten und nährstoffarmen, trockenen und durchlässigen Boden. Man setzt die Pflanze in steinige und kalkhaltige Hanglagen, in Steingärten, auf kleine Mauern, verwendet sie als Bodendecker oder platziert sie als hübschen Blickfang in den Vordergrund von Gemüsebeeten. Der winterharte Thymian verträgt sehr tiefe Temperaturen, doch feuchte Kälte ist für seine Wurzeln schädlich. Bei schwerem Boden und rauem Klima schützt man die Pflanze durch eine Pflanzglocke und einen Streu aus trockenen Nadeln oder Farnwedeln.

Die winzigen Blätter lassen sich schneller ernten, wenn man die Zweige durch die Zinken einer Gabel zieht.

Die bodendeckenden Thymiansorten sind nicht so kälteempfindlich wie strauchige Sorten. Die Pflanzen sollten alle drei bis vier Jahre ersetzt werden, da sie zu stark verholzen und wenig wüchsig sind. Man entfernt die Triebspitzen möglichst häufig, damit die Pflanze eine kompakte Form behält.

■ Eine Abkochung aus Thymianzweigen wird als Badezusatz verwendet.
■ Geben Sie frische Thymianblätter in einen Eiswürfelbehälter und füllen Sie mit etwas Wasser oder Brühe auf. Im Winter verwendet man die gefrorenen Thymianwürfel zum Würzen von Speisen.

Vermehrung

Thymian keimt sehr leicht, wenn er im Frühjahr bei warmen Temperaturen (mindestens 20 °C) ausgesät wird. Die Samen werden mit etwas Erde bedeckt. Im Herbst oder im folgenden Frühjahr pflanzt man die Jungpflanzen im Abstand von 30 cm aus. Im Frühling und im Sommer lässt sich Thymian auch gut durch Stecklinge vermehren. Ältere Pflanzen bilden Wurzelschösslinge und können durch Teilung vermehrt werden. Die Ableger müssen schnell gepflanzt und gründlich gegossen werden, damit sie nicht austrocknen und gut anwachsen.

Ernte und Aufbewahrung

Frischer Thymian wird ganzjährig geerntet; zum Trocknen schneidet man die Zweige unmittelbar vor der Blüte im Sommer. Getrockneter Thymian wird in einem luftdichten Gefäß und lichtgeschützt aufbewahrt. Bei der zweiten Ernte im Spätsommer schneidet man die Pflanze bis auf 5 cm über dem Boden zurück. In Gegenden mit rauem Klima kürzt man nur Zweigspitzen ein, da ein radikaler Schnitt die Kälteempfindlichkeit erhöht, und schützt die Pflanze durch eine Mulchschicht.

▼ Auch im Topf gezogener Thymian muss häufig geschnitten werden, da verholzte Pflanzen kaum wüchsig sind.

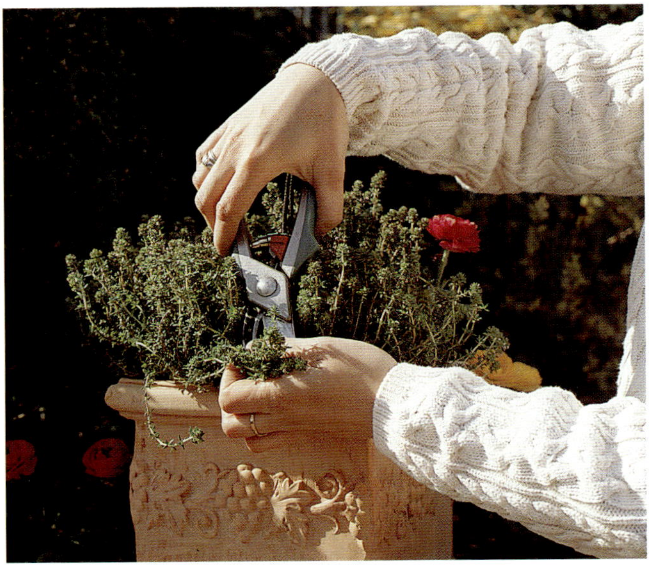

Verwendung

Thymian ist eines der wichtigsten Küchenkräuter. Er ist fester Bestandteil des Bouquet garni, einer französischen Kräutermischung, und wird zu zahlreichen Ragouts, Eintöpfen und Marinaden gegeben. Als Gewürz passt er zu allen Fleisch- und Fischgerichten, zu Eierspeisen, Suppen, frischem Gemüse und Hülsenfrüchten. Kaninchen lässt sich besonders gut mit Thymian verfeinern.

▶ Für die Aufbewahrung: Getrocknete Blätter müssen vor Feuchtigkeit geschützt werden.

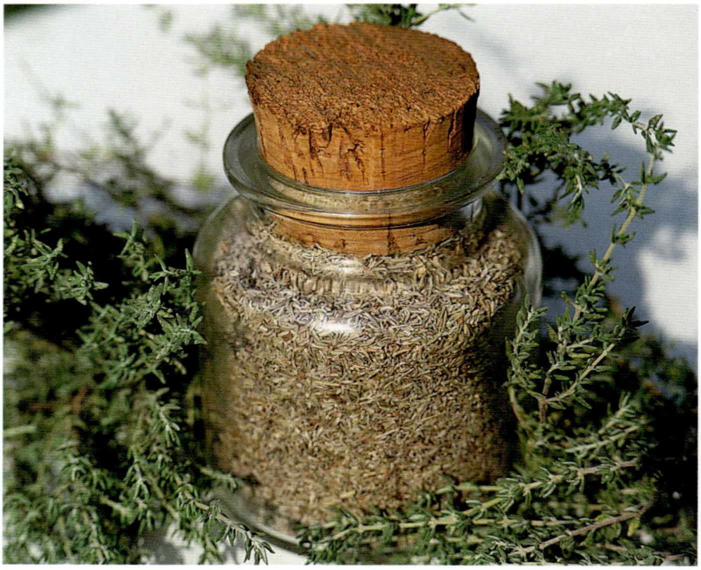

Medizinische Wirkung

Kräftigend, anregend, verdauungsfördernd, hilft bei Atemwegsinfekten, menstruationsfördernd, krampfstillend, zur Behandlung von Durchfällen und Darminfekten. Ein Aromabad mit Thymian wirkt gegen Mattigkeit und Blutarmut. Thymian wirkt außerdem blutstillend: Das Schnuppern an einem Thymianzweig wird bei Nasenbluten empfohlen.

■ In der Küche ist der Echte Thymian am beliebtesten, doch probieren Sie einmal Zitronenthymian (der aus Amerika stammt und gelegentlich als „Kanadischer Quendel" bezeichnet wird). Er schmeckt köstlich als Kräutertee oder mit Fisch und Geflügel. Auch Feldthymian sollten Sie probieren.

■ Thymianhonig hat ein besonders intensives und köstliches Aroma. Alle Düfte und Qualitäten der Pflanze sind in diesem Honig enthalten und verfeinern Tees und Butterbrote gleichermaßen.

Tradition

Angeblich gelangte Thymian als blinder Passagier nach Amerika, da er im Fell von Schafen „mitreiste", die von Siedlern aus Griechenland eingeführt wurden. Ein Thymianstrauch galt lange Zeit als bevorzugter Aufenthaltsort der Feen im Garten.

Bei den alten Griechen galt Thymian als Symbol perfekter Schönheit; später stand die Pflanze für den ritterlichen Ehrenkodex des Mittelalters.

Thymian und vor allem das antibiotische Thymianöl wurden häufig zur Seuchenbekämpfung eingesetzt, auch während des Zweiten Weltkriegs war es ein fester Bestandteil der Feldapotheke.

REZEPT

Sommerliche Appetithäppchen

Halbieren Sie Cocktailtomaten und entfernen Sie die Kerne, vermischen anschließend etwas scharfen Senf mit einem halben Glas Joghurt, frischen Thymianblättern, etwas fein geschnittenem Basilikum, Salz und Pfeffer. Die Tomaten werden mit dieser Mischung gefüllt und als Vorspeise serviert.

Gewöhnlicher Wacholder

Zypressengewächse *Juniperus communis*
Kranawitterstrauch, Machandel, Feuerbaum, Weckhalter

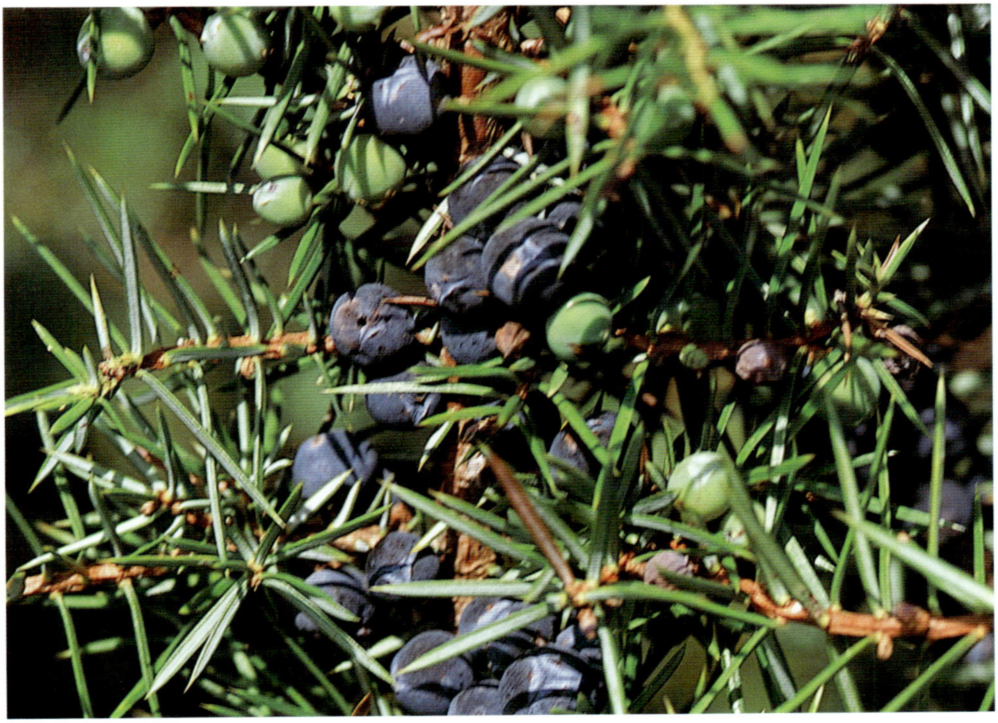

Bei *Juniperus communis* unterscheidet man zwischen dem aufrechten Strauch und dem bis 12 m hoch werdenden säulenförmigen Baum. Der Gewöhnliche Wacholder ist meist zweihäusig; die männlichen Pflanzen tragen im April bis Mai gelbe Blüten, weibliche Sträucher sind an ihren grünen Blüten zu erkennen. Letztere bilden im ersten Jahr kugelige Beerenzapfen, die bei vollständiger Reife im zweiten Jahr blauschwarz gefärbt sind. Wacholderbeeren sind zum Würzen von Marinaden, Saucen und zahlreichen Likören beliebt.

Kultivierung

Wenn Sie Wacholderbeeren ernten möchten, benötigen Sie mindestens eine männliche und eine weibliche Pflanze. Die Sträucher werden im Herbst oder Frühjahr auf sandigem und durchlässigem Boden gepflanzt. Wählen Sie einen sonnigen und luftigen Standort. Regelmäßiges Gießen ist für das Anwachsen wichtig. Falls nötig, werden die Pflanzen am Ende des Winters zurückgeschnitten.

Zerkleinern Sie die getrockneten Beeren vor Gebrauch, damit sich ihr Aroma besser entfaltet. Achtung: Wacholder hat einen starken und markanten Geschmack. Sparsam verwenden!

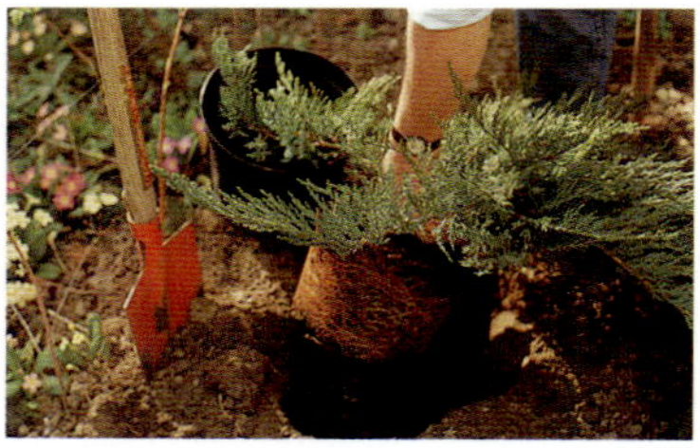

▲ Wacholder lässt sich gut in Blumenbeeten ziehen.

Vermehrung

Die Samen können im Frühjahr oder Herbst im Frühbeet ausgesät werden. Sie müssen sich jedoch etwas gedulden, da die Keimzeit zwei bis drei Jahre beträgt! Schneller ist die Vermehrung durch halb verholzte Stecklinge im Spätsommer. Die Stecklingserde muss stets feucht gehalten werden.

Ernte und Aufbewahrung

Die ausgereiften Beeren werden im Spätherbst geerntet, getrocknet und in einem Gefäß licht- und luftgeschützt aufbewahrt. Leider wird das Aroma im Lauf der Zeit schwächer.

Verwendung

Die zahlreichen Ziersorten des Wacholders sind als Kräuter oder Aromapflanzen kaum interessant, da sie fast keine Beeren tragen.

Ein Sud mit Wacholderbeeren verfeinert Saucen, die zu Wild, Gans, rotem Fleisch, Marinaden, Sauerkraut und Wurstwaren serviert werden. Die aromatischen Beeren dienen zum Würzen zahlreicher Aperitifs und Liköre. Geben Sie einige Wacholderzweige zur Grillkohle, um Ihren Grillgerichten eine ganz besondere Note zu verleihen.

Medizinische Wirkung

Kräftigend, appetit- und verdauungsanregend, harntreibend, anregend, „blutreinigend". Als Badewasserzusatz wirkt ein Wacholder-Aufguss lindernd bei Rheuma.

Tradition

Die Namen des Wacholderschnapses Genever und des Gin (seit dem 18. Jahrhundert ein Lieblingsgetränk der Engländer) leiten sich vom Französischem *genévrier* (Wacholder) ab.

Pflanzen Sie einen Wacholderbusch neben die Haustür, um sich vor Unannehmlichkeiten mit Hexen zu schützen.

REZEPT

Schweinekotelett mit Wacholder

Etwa zehn Wacholderbeeren werden in grobe Stücke zerkleinert und auf zwei Schweinekoteletts gegeben. Drücken Sie dabei die zerkleinerten Beeren leicht fest, damit ihr Aroma das Fleisch auf beiden Seiten gut durchdringt. Anschließend mit Salz und Pfeffer würzen und mit Öl bestreichen. Braten Sie das Fleisch nun bei mittlerer Hitze zehn Minuten pro Seite im Backofengrill oder auf einem Gartengrill. Dazu reicht man einfache Salz- oder Pellkartoffeln.

▶ Rechte Seite: Bläuliche Beeren, die bald geerntet werden; am besten löst man sie mithilfe einer Gabel von den Zweigen.

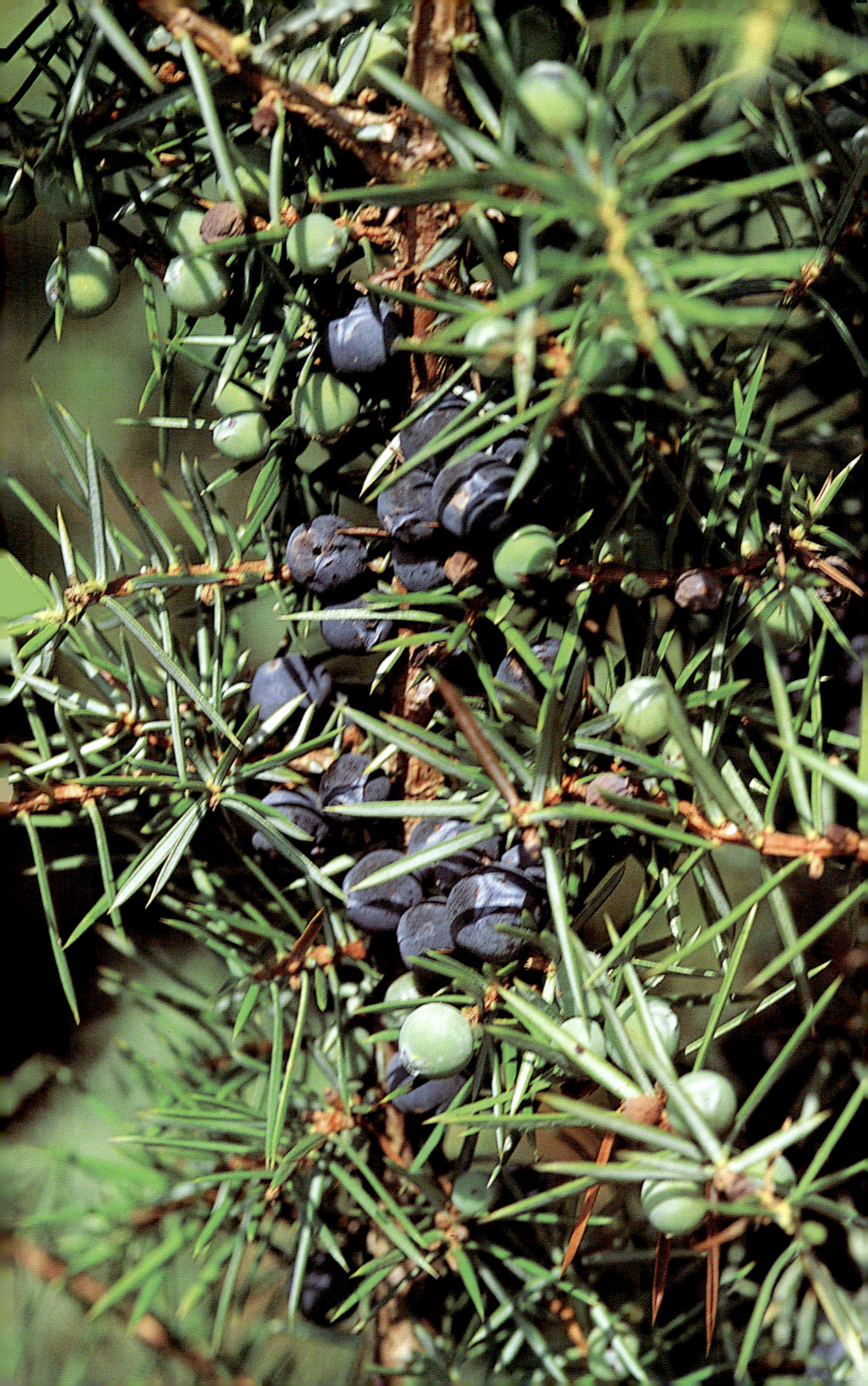

Weinraute

Rautengewächse *Ruta graveolens*
Augenraute, Edelraute, Gartenraute, Weinkraut

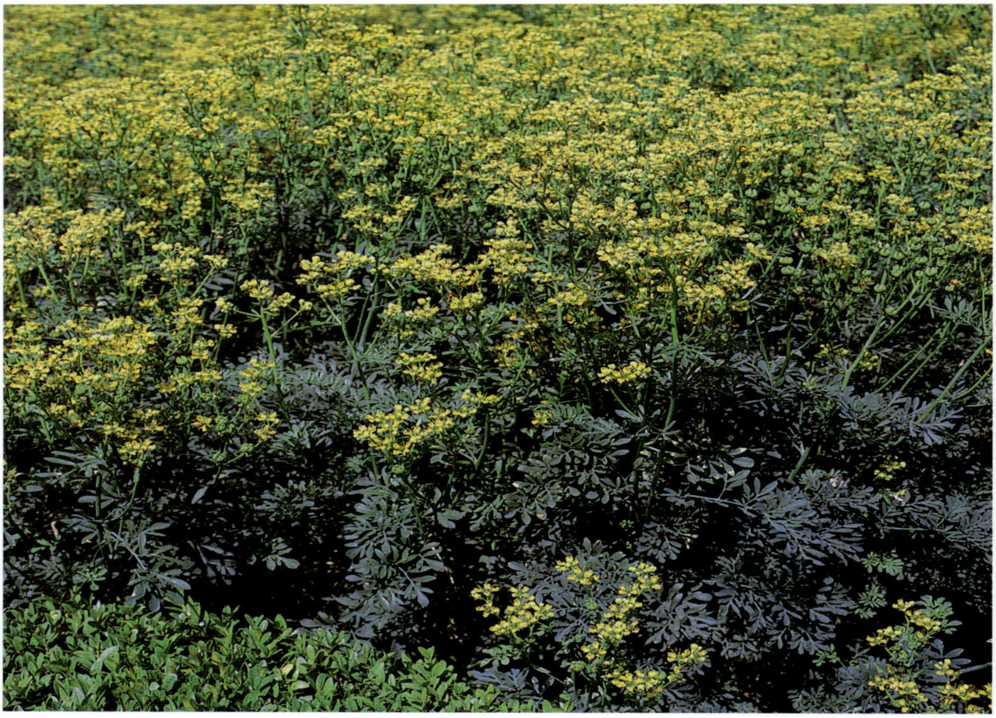

Nicht alle Gartenfreunde lieben den intensiven, sehr charakteristischen Geruch der Weinraute. Die Triebe der mehrjährigen Pflanze sind in Bodennähe verholzt, im oberen Teil jedoch krautig. Die Weinraute trägt blaugrüne Blätter und bildet im Sommer hellgelbe Blüten.

- Weinraute hält Ratten fern und lässt Feigenbäume besser gedeihen.
- Manche Gärtner nutzen Weinraute als niedrigen Bodendecker mit jährlichem kräftigem Rückschnitt, um Rosen vor Schädlingen zu schützen.

Kultivierung

Pflanzen Sie Weinraute an einen sehr sonnigen Standort mit humosem, eher schwerem, jedoch durchlässigem Boden. Die Einzelpflanzen stehen in mindestens 50 cm Abstand. Die robuste Staude übersteht selbst strenge Winter. Der jährliche Rückschnitt garantiert eine dichte und buschige Form.

Vermehrung

Weinraute kann im Frühling ausgesät werden und wird am einfachsten durch Kopfstecklinge vermehrt, die man bis zur Bewurzelung an einem schattigen Standort auf stets feuchtem Substrat kultiviert.

Die Vermehrung gelingt auch durch Teilen großer Stauden, allerdings müssen die Teilstücke anschließend sehr schnell gepflanzt werden.

Achtung! Weinraute ist phototoxisch: Sie kann bei empfindlicher Haut zu Reizungen führen, wenn diese der Sonne ausgesetzt wird.

Ernte und Aufbewahrung

Blätter und Stängel werden vor der Blüte geerntet. Eine Mischung aus getrockneter Weinraute und anderen Kräutern hält Insekten fern.

Verwendung

Das ätherische Öl der Pflanze hat ein sehr bitteres Aroma. Weinraute war früher wesentlicher Bestandteil von Arzneibüchern; heute dient sie jedoch vor allem als Zierpflanze im Garten. Der Anbau von Weinraute war wegen ihrer abtreibenden Wirkung lange verboten.

Medizinische Wirkung

Da mehrere Inhaltsstoffe giftig sind, ist von einer inneren Anwendung abzuraten. Kompressen, die in Weinraute-Aufguss getränkt werden, wirken beruhigend bei Augenreizungen.

Tradition

Einst galt ein Sträußchen Weinraute als Mittel gegen Epilepsie, Gicht, Rheuma, Herzprobleme, Erkrankungen des Nervensystems und Frauenleiden. Im 16. und 17. Jahrhundert streute man bei Gericht Bänke und Böden mit Weinraute aus. Richter schützten sich so vor Typhus, einer typischen Gefängniskrankheit, die von den Angeklagten im Gerichtssaal übertragen werden konnte.

REZEPT

Essig der vier Räuber

Der Legende nach gehörte Weinraute zu den Zutaten des berühmten „Essigs der vier Räuber", der allerdings weniger wegen seines Geschmacks als wegen seiner medizinischen Wirkung bekannt wurde.
Die vier Räuber schützten sich damit gegen die Pest, die Ende des 17. Jahrhunderts in Marseille wütete. Sie plünderten die Häuser von Pesttoten, ohne sich anzustecken.
Geben Sie zu 4 l Rotweinessig jeweils 50 g Weinrauten-, Salbei-, Minze-, Eberrauten- und Rosmarinblätter, 75 g Lavendel, 15 g Kampfer und jeweils 1 g Zimt, Muskat, Gewürznelken und Knoblauch. So sind Sie für die nächste Epidemie gewappnet.

Kleiner Wiesenknopf

Rosengewächse
Pimpinelle

Sanguisorba minor

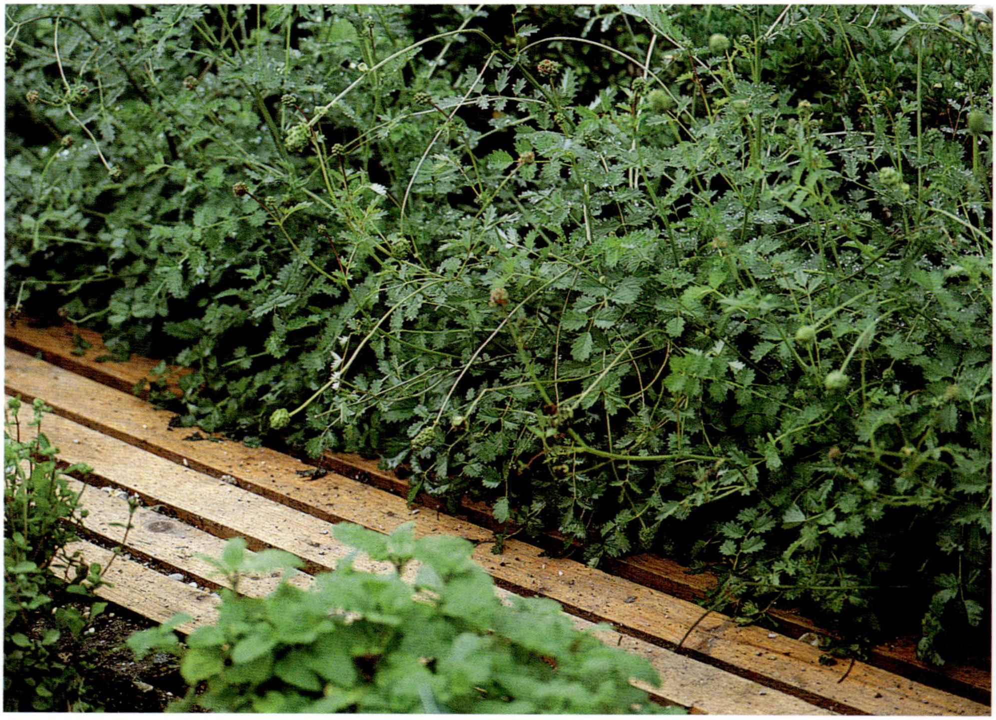

Oft wird der Kleine Wiesenknopf mit der Echten Pimpinelle (*Pimpinella saxifraga*) verwechselt, die aber zu den Doldenblütlern gehört. Die buschige Staude wird nicht höher als 30 cm. Ihre zarten Blätter stehen in Rosetten und tragen jeweils sieben bis elf Fiederblättchen entlang des Blattstiels.

Von Mai bis Juni stehen rote und gelbe Blütenköpfe auf 70 – 80 cm hohen Stängeln. Am unteren Ende des Köpfchens sind die Blüten ausschließlich männlich, in der Mitte männlich und weiblich, während am oberen Ende nur weibliche Blüten stehen.

Der kleine Wiesenknopf ist sehr dekorativ und kann deshalb auch als Zierpflanze verwendet werden, beispielsweise als Weg- oder Beeteinfassung. Die zarten Blätter machen sich außerdem sehr gut in Blumensträußen.

Kultivierung

Man pflanzt im Frühling oder vermehrt durch Aussaat. Die Pflanze sollte auf durchlässigem und eher frischem Boden sowie an einem sonnigen Standort gezogen werden.

Gießen Sie die Jungpflanzen regelmäßig und entfernen Sie die Blütenknospen, um die Blattbildung anzuregen. Der Kleine Wiesenknopf überdauert sogar strenge Winter.

Vermehrung

Kleiner Wiesenknopf lässt sich sehr leicht aus Samen ziehen und verbreitet sich häufig wild. Lassen Sie beim Umpflanzen 15–20 cm Abstand zwischen den Jungpflanzen und halten Sie den Boden feucht.

Ernte und Aufbewahrung

Die jungen, frischen Blätter können einige Tage im Kühlschrank aufbewahrt werden. Es lohnt sich nicht, sie zu trocknen, da sie ihr Aroma vollständig verlieren und überdies ganzjährig frische Blätter verfügbar sind.

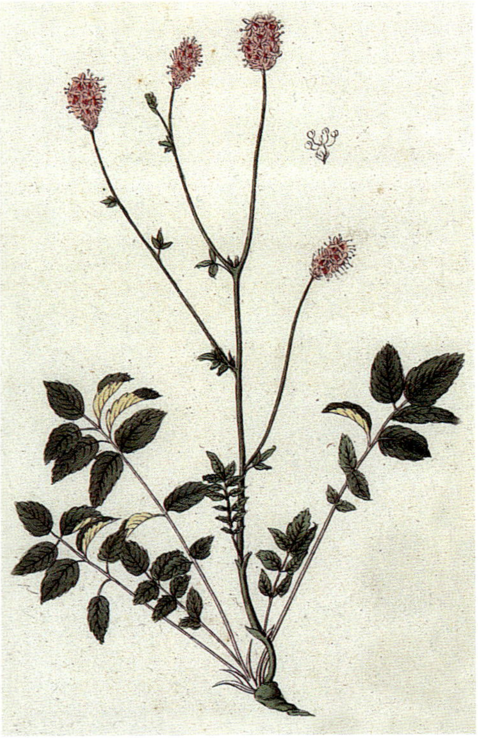

▲ Kleiner Wiesenknopf sät sich an den unerwartetsten Orten selbst aus. Lassen Sie die Pflanze gewähren.

Verwendung

Wiesenknopfblätter können mit etwas Salz, Öl und Essig als köstlicher Wildkräutersalat angerichtet werden. Das erfrischende Aroma erinnert an Gurke.

Einfache, grüne Blattsalate und Rohkostplatten werden durch ein paar Wiesenknopfblätter verfeinert. Die essbaren Blüten sind eine zauberhafte Dekoration für Salate.

Medizinische Wirkung

Erfrischend, reich an Vitamin C und verschiedenen Gerbstoffen.

Tradition

Kleiner Wiesenknopf stammt aus Europa und Südwestasien und wird bereits seit über 2000 Jahren als Heilpflanze verwendet. Nach der Signaturenlehre half der rot und rosa blühende Kleine Wiesenknopf bei Verletzungen und Blutungen. Außerdem war er Bestandteil von Pestmitteln.

REZEPT

Salat mit Wiesenknopf

Bereiten Sie aus Essig, Öl, Pfeffer und Salz eine pikante Vinaigrette zu. Mischen Sie eine große Hand voll fein gehackter Wiesenknopfblätter mit den Blättern einer Winterendivie (oder einer anderen Salatsorte). Schneiden Sie nun ein hartgekochtes Ei in den Salat und stellen Sie ihn kühl. Wenden Sie den Salat erst kurz vor dem Verzehr. Die Wiesenknopf-Blätter verleihen diesem leichten Gericht ein angenehm nussiges Aroma.

Würzen und verzieren Sie Cocktails und Longdrinks mit einem Wiesenknopfblättchen.

Ysop

Lippenblütler *Hyssopus officinalis*
Eisop, Josefskraut, Hisopo, Söpli

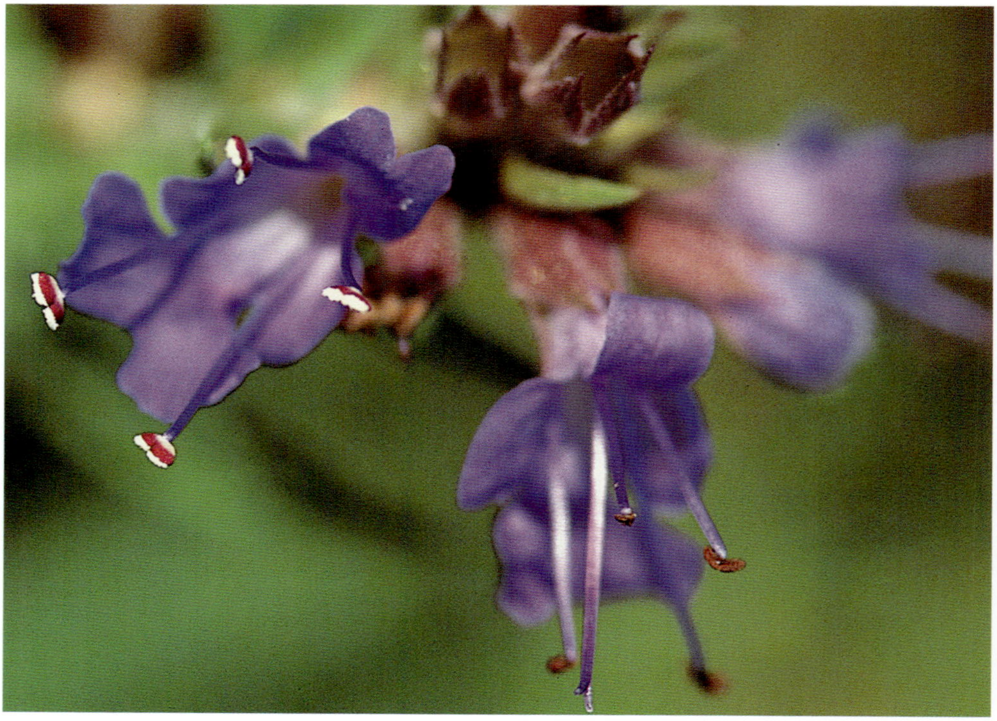

Ysop ist ein kleiner immergüner Halbstrauch, der kaum größer als 60 cm wird. Die stark verzweigten Triebe tragen schmale dunkelgrüne Blätter. Die blauvioletten oder rosafarbenen Blüten erscheinen den ganzen Sommer.

Kultivierung

Ysop kann an jedem sonnigen Standort mit eher trockenem und durchlässigem Boden gepflanzt werden. Entfernen Sie verwelkte Blüten und schneiden Sie die Pflanze in Form, damit die hübsche Gestalt erhalten bleibt. Ansonsten verlangt Ysop wenig Pflege. Da er selten älter als fünf oder sechs Jahre wird, vermehrt man nach zwei bis drei Jahren.

Ysop ist sehr nektarreich und zieht Nektar sammelnde Insekten an. Diese spielen eine wichtige Rolle bei der Blütenbestäubung. Gute Ernteerträge im Küchengarten werden durch Anpflanzen von Ysop noch gefördert.

Vermehrung

Die Samen werden im Frühling gesät und mit 0,5 cm Erde bedeckt. Lichten Sie die Pflänzchen später im Abstand von 30 cm aus. Die Vermehrung über Stecklinge oder durch Teilen der Stauden erfolgt im Frühjahr oder Herbst.

Ernte und Aufbewahrung

Pflücken Sie die oberirdischen Pflanzenteile unmittelbar vor der Blüte und lassen Sie diese an einem dunklen Ort trocknen. Später entfernt man die trockenen Stängel und bewahrt das Gewürz in luftdicht und -geschützt auf.

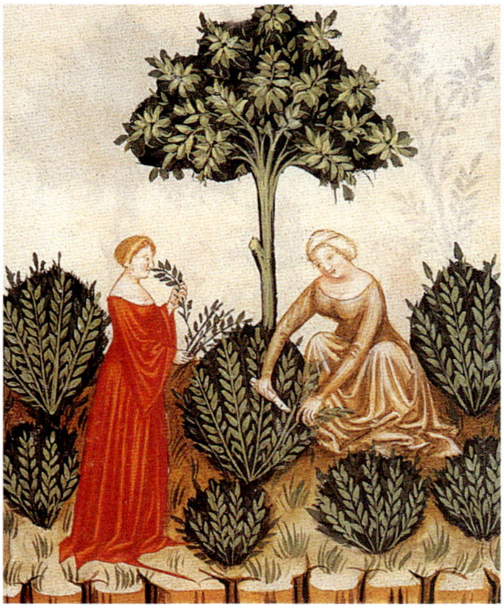

▲ Die holden Damen des Mittelalters schätzten Ysop als Gewürz für Ragouts und Gemüsesuppen.

Verwendung

Das würzige Aroma von frischem Ysop passt besonders zu Salaten und Vorspeisen, aber auch zu Frischkäsezubereitungen.

Die kleinen Blüten dienen zum Dekorieren von Salaten und geben ihnen eine besondere Geschmacksnote. Die getrockneten Blätter werden zum Würzen von Fleisch- und Gemüsefüllungen, wie auch bei der Zubereitung von Saucen und Ragouts (vor allem Lamm und Geflügel) verwendet.

Ysop liefert einen wohlschmeckenden Kräutertee. Ein Aufguss mit Thymian, Minze und Rosmarin dient als Badezusatz und wirkt als Gesichtswasser reinigend und klärend für die Haut. Ysop ist Bestandteil vieler bekannter Spirituosen wie Melissengeist.

Medizinische Wirkung

Bei innerlicher Anwendung: anregend, appetitanregend, fördert das Abhusten (ätherisches Öl, nur verdünntes verwenden). Gewebestraffend und entwässernd bei äußerlicher Anwendung.

Tradition

Ysop wird seit Menschengedenken als Heilpflanze genutzt; die alten Griechen verwendeten ihn, zusammen mit Weinraute und Honig, als Hustentee.

Bereits im Alten Testament wird er erwähnt: „Reinige mich mit Ysop und ich werde rein sein. Wasche mich und ich werde weißer sein als Schnee." Allerdings ist dies möglicherweise eine freie Übersetzung, da das hebräische *esob* und das griechische *hussopus* auch „heilige Pflanze" bedeutet.

REZEPT

Süßer Sirup mit Ysop-Geschmack

Bereiten Sie aus 125 g Zucker und 0,6 l Wasser einen Sirup und geben Sie einige Ysopzweige dazu. Pfirsiche, Aprikosen oder Pflaumen, die in diesem Sirup langsam gegart werden, haben eine originelle, köstliche Geschmacksnote.

- Pflanzen Sie Ysop vor einer Gruppe rosafarbener, gelber oder weißer Rosen – ein dekorativer Blickfang im Hochsommer!
- Ein Ysopbeet am Bienenhaus garantiert ein besonderes Aroma für Ihren Honig.

Zitronenmelisse

Lippenblütler *Melissa officinalis*
Melisse, Bienenkraut, Frauenwohl, Herztrost, Zitronenkraut

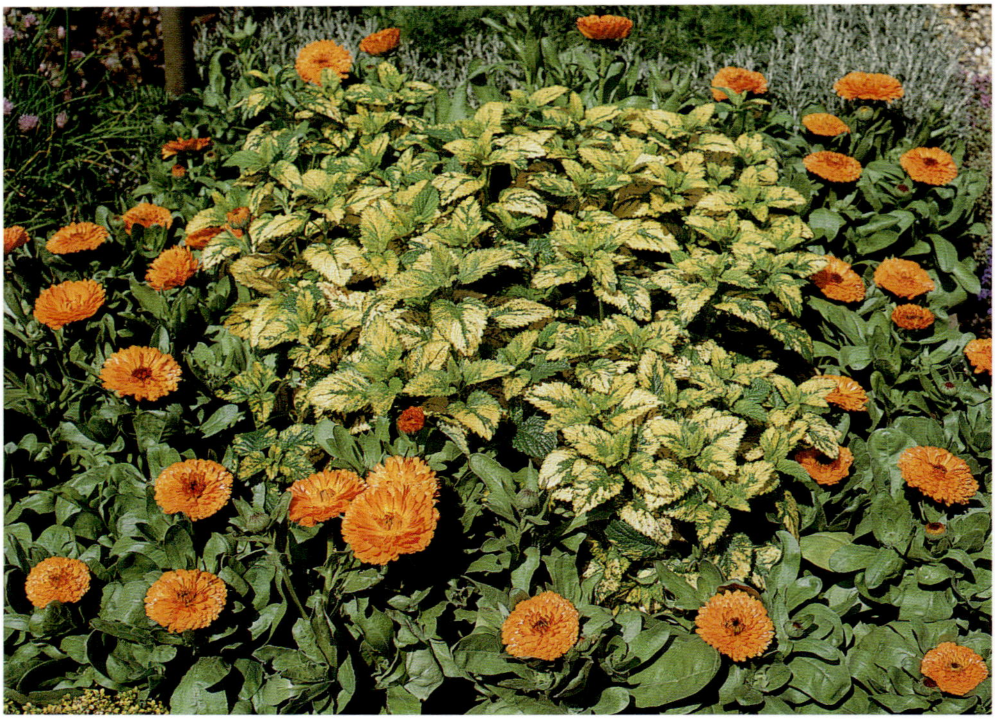

Zitronenmelisse ist eine kleine, 50 – 70 cm hohe, winterharte Staude mit aufrechten und stark verzweigten Stängeln. Ihre Blätter sind am Rand gezackt und duften beim Zerreiben sehr stark nach Zitrone. Die kleinen weißgelben Blüten erscheinen im Sommer und stehen in Gruppen in den Blattachseln.

Kultivierung

Eine anspruchslose, stark wuchernde Pflanze, die durch Aussaat, Wurzelableger oder Stecklinge vermehrt werden kann. Zitronenmelisse bevorzugt durchlässige, frische Böden und halbschattige Standorte, gedeiht jedoch auch in voller Sonne (allerdings sind die Blätter dann kleiner).

Für den Ziergarten empfiehlt sich die gelbbunte Sorte 'Variegata' als hübscher Blickfang oder 'Aurea'.

Bei Trockenheit sollte Zitronenmelisse gegossen werden; schneiden Sie die Pflanze im Spätsommer zurück, damit sie neu austreibt.

Als Honigblume zieht die Zitronenmelisse mit ihrem Nektar Bienen an. Nicht umsonst bedeutet das griechische Wort *melissa* „Biene".

Vermehrung

Säen Sie im späten Frühjahr im Freiland. Die Jungpflanzen werden anschließend auf 30 – 40 cm Abstand ausgelichtet. Auch eine frühere Aussaat im Frühbeet ist möglich. Im Frühling und Herbst bietet sich die Vermehrung durch Wurzelschösslinge an, die von der Hauptpflanze abgelöst werden.

Einige fein geschnittene Melissenblätter geben jedem Salat eine köstliche und originelle Geschmacksnote.

Ernte und Aufbewahrung

Wenn sich Zitronenmelisse in Ihrem Garten wohl fühlt, können Sie bis zu dreimal jährlich ernten. Am besten wird sie kurz vor der Blüte geschnitten, da der Gehalt an ätherischem Öl zu diesem Zeitpunkt am größten ist. Schneiden Sie bis auf 5 cm über dem Boden zurück. Die Blätter müssen schnell getrocknet werden, damit sie nicht schwarz werden. Ideal ist ein Mikrowellenherd, aber auch ein Backofen bei sehr niedriger Hitze.

Verwendung

Der zitronenartige Geschmack der Melisse ist sehr beliebt und passt wunderbar zu Fisch, Geflügel, Ragouts und Eintöpfen – im Grunde zu allen Gerichten, die man mit Zitronensaft würzt.

Milchspeisen gewinnen eine zitronige Note, wenn man die Milch vorher mit etwas Zitronenmelisse ziehen lässt. Natürlich schmeckt Zitronemelisse auch in Kräutertees.

Medizinische Wirkung

Krampfstillend, anregend, blähungstreibend, appetitanregend, schweißtreibend. Insektenstiche oder kleinere Hautirritationen können mit frischen Blättern eingerieben werden, um die Reizung zu lindern.

Tradition

Melisse stammt ursprünglich aus dem Mittleren Osten und hat sich im Lauf der Zeit in ganz Europa ausgebreitet. Die Araber verwendeten sie gegen leichte Herzbeschwerden und zur Stimmungsaufhellung.

▼ Zitronenmelisse entspannt und beruhigt. Außerdem verleiht sie Salaten, Tees und sommerlichen Getränken eine zitronige Frische.

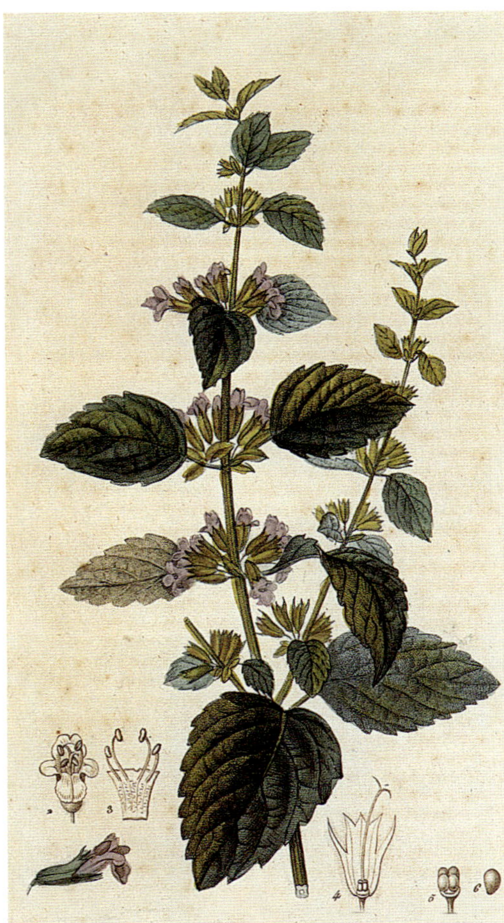

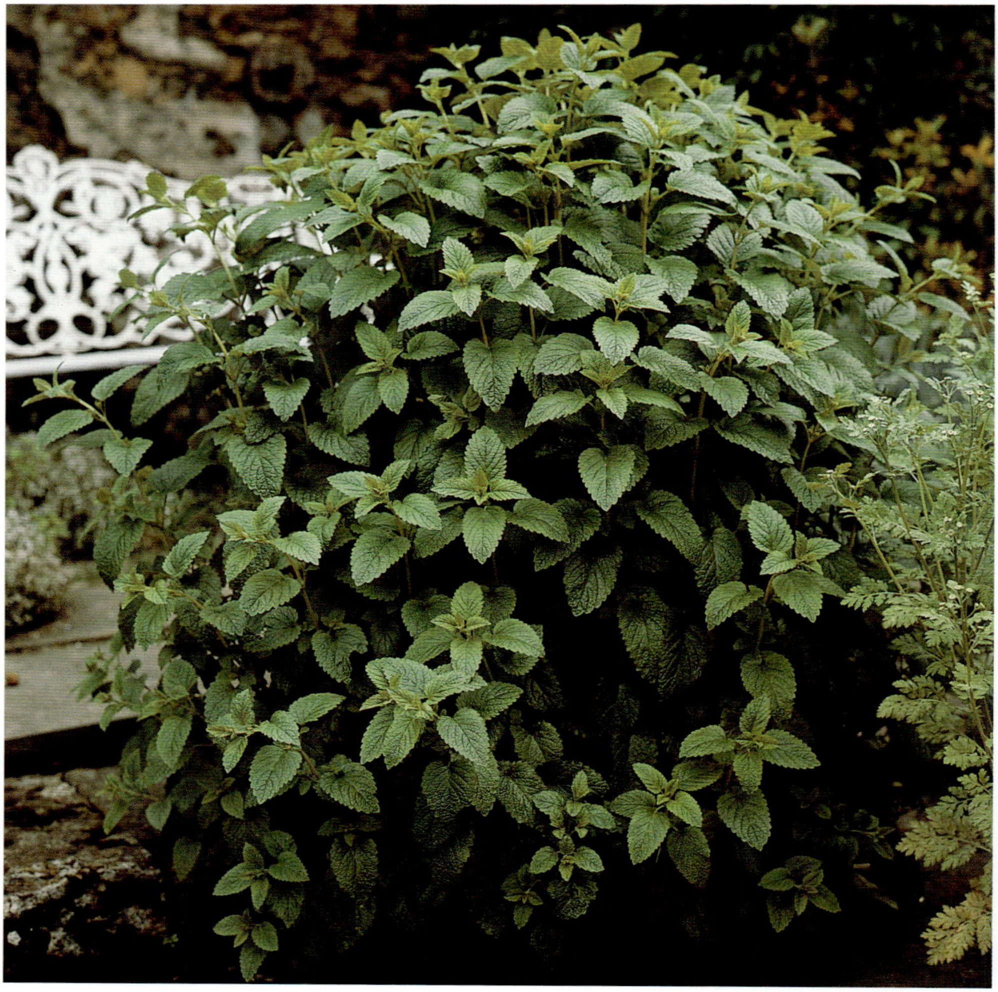

▲ Die ausdauernde Zitronenmelisse sät sich selbst aus und kann sogar zu Unkraut werden.

Früher rieben die Imker leere Bienenstöcke mit Zitronenmelisse aus, um Bienenschwärme anzulocken.

Shakespeare, der sich wohl gut mit Haushaltstipps auskannte, empfiehlt in den *Lustigen Weibern von Windsor* eine Hand voll Zitronenmelisse zum Polieren von Möbeln, da das ätherische Öl das Holz nährt und parfümiert.

Ein Aufguss aus den blühenden Triebspitzen wirkt besonders gut gegen Stress und Nervosität.

REZEPT

Eistee mit Zitronenmelisse

Geben Sie drei Löffel Earl-Grey-Tee (mit Bergamotteöl parfümiert) und drei Zweige Melisse in eine Teekanne, gießen Sie mit kochendem Wasser auf und lassen Sie den Tee fünf Minuten ziehen. Dabei rührt man ein- oder zweimal um und seiht anschließend ab. Man süßt je nach Geschmack mit Honig und stellt den Tee kühl. Zum Servieren kann man Eiswürfel mit gefrorenen Melisseblättern dazugeben.

Zitronenstrauch

Eisenkrautgewächse
Echte Verbene, Zitronenverbene

Aloysia triphylla

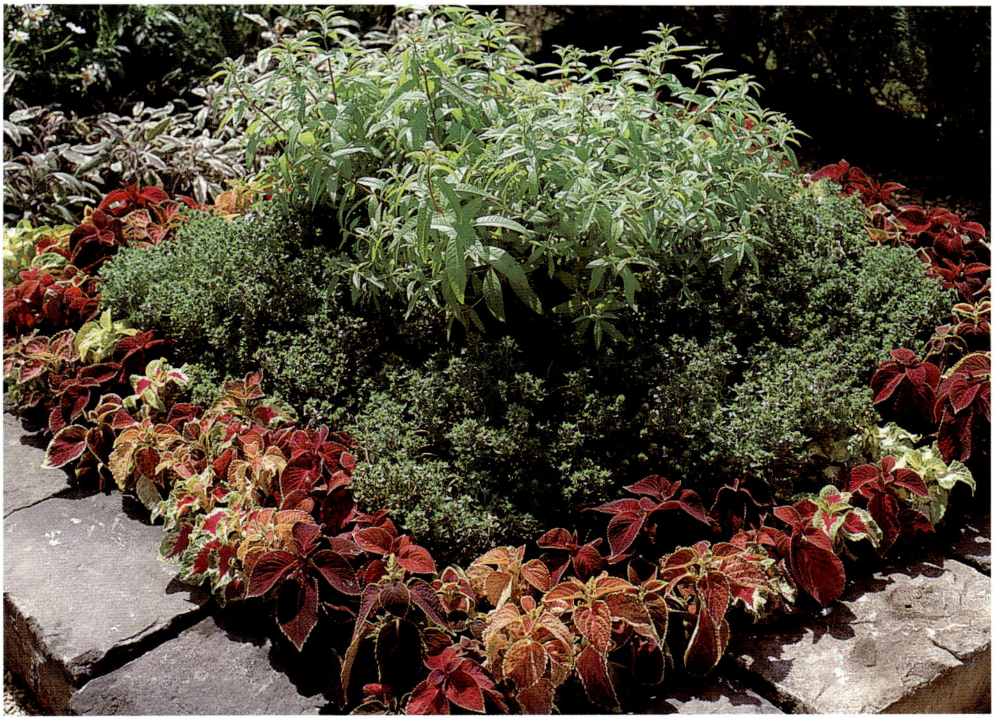

Der laubabwerfende, verholzende Zitronenstrauch wird je nach Klima 60 – 150 cm hoch. Die aufrechten Zweige tragen längliche Blätter und duften intensiv nach Zitrone. Im Spätsommer erscheinen winzige trichterförmige, blassviolette Blüten in endständigen Rispen.

Kultivierung

In den meisten Gegenden muss der Zitronenstrauch im Topf gehalten werden, um ihn vor starkem Frost zu schützen. In mildem Klima kann er an einem sehr sonnigen Standort mit durchlässigem Boden gepflanzt und an einer Mauer aufgebunden werden.

Damit die Pflanze reichlich Blätter bildet, sollten Sie eine Mulchschicht ausbringen und so für ausreichende Bodenfeuchtigkeit sorgen, obwohl der Zitronenstrauch Trockenheit oder langen Gießpausen standhält. Vor allem bei Topfhaltung sollten Sie die Jungtriebe entspitzen, damit die Pflanze kompakt bleibt. Düngen Sie außerdem regelmäßig.

Falls der Zitronenstrauch in Ihrem Klima schlecht gedeiht, kann man ihn durch die wesentlich winterhärtere Zitronenmelisse ersetzen.

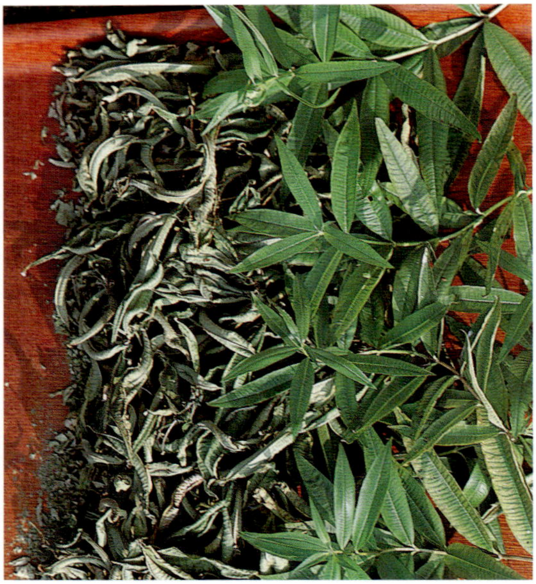

▲ Frische oder getrocknete Verbenenblätter dienen unter anderem zum Würzen von Tees, Konfitüren und Gelees.

Vermehrung

Die Pflanze bildet nur selten Samen, daher ist die Stecklingsvermehrung im Sommer die beste Methode. Allerdings kann die Mutterpflanze nach der Stecklingsabnahme plötzlich vertrocknen. Stellen Sie die Pflanze deshalb an einen schattigen und kühlen Standort und gießen Sie sie ausgiebig.

Ernte und Aufbewahrung

Bei der ersten Ernte im Sommer werden die Zweige nur zur Hälfte eingekürzt, eine zweite Ernte erfolgt kurz vor Einbruch der ersten Kälte. Trocknen Sie die Blätter an einem dunklen und staubfreien Ort.

Verwendung

Die frischen Blätter geben Marinaden, Getränken, Gelees, Konfitüren und Saucen ein feines Zitronenaroma. Aus den getrockneten Blättern lässt sich ein köstlicher Kräutertee bereiten.

Medizinische Wirkung

Verdauungsfördernd, kräftigend, beruhigend.

Tradition

Der Zitronenstrauch stammt ursprünglich aus Südamerika und wurde von den spanischen und portugiesischen Eroberern nach Europa gebracht. Im 18. Jahrhundert wurde Verbenentee zum Modegetränk, das angeblich als Heilmittel gegen Trägheit, Verdauungsstörungen, Blähungen und Depressionen wirkte.

Heute noch werden Zitronenstrauch-Extrakte zum Parfümieren von Reinigungsmitteln, Parfüms und Toilettenpapier genutzt.

- Ausbackteig für Apfelkrapfen, Bananen oder Zucchini erhält durch ein paar getrocknete und zerriebene Verbenenblätter eine aparte Geschmacksnote.
- Denken Sie daran, die frischen Blätter rechtzeitig aus Marinaden, Saucen und Getränken zu entfernen, denn sie sind zäh und zum Verzehr ungeeignet.

REZEPT

Desserts mit Zitronenaroma

Zum Würzen von Desserts auf Milchbasis (Cremes, Eis, Milchreispudding und Grießauflauf) lassen Sie vor der Zubereitung entweder zwei bis drei frische Blätter oder sechs bis acht getrocknete Blätter in der kochenden Milch ziehen.

Stichwortverzeichnis